Karo Wagner | Anna Kramer

Yoga bei Angst und Panikattacken

Selbsthilfe und Heilung

vianova
Verlag Via Nova

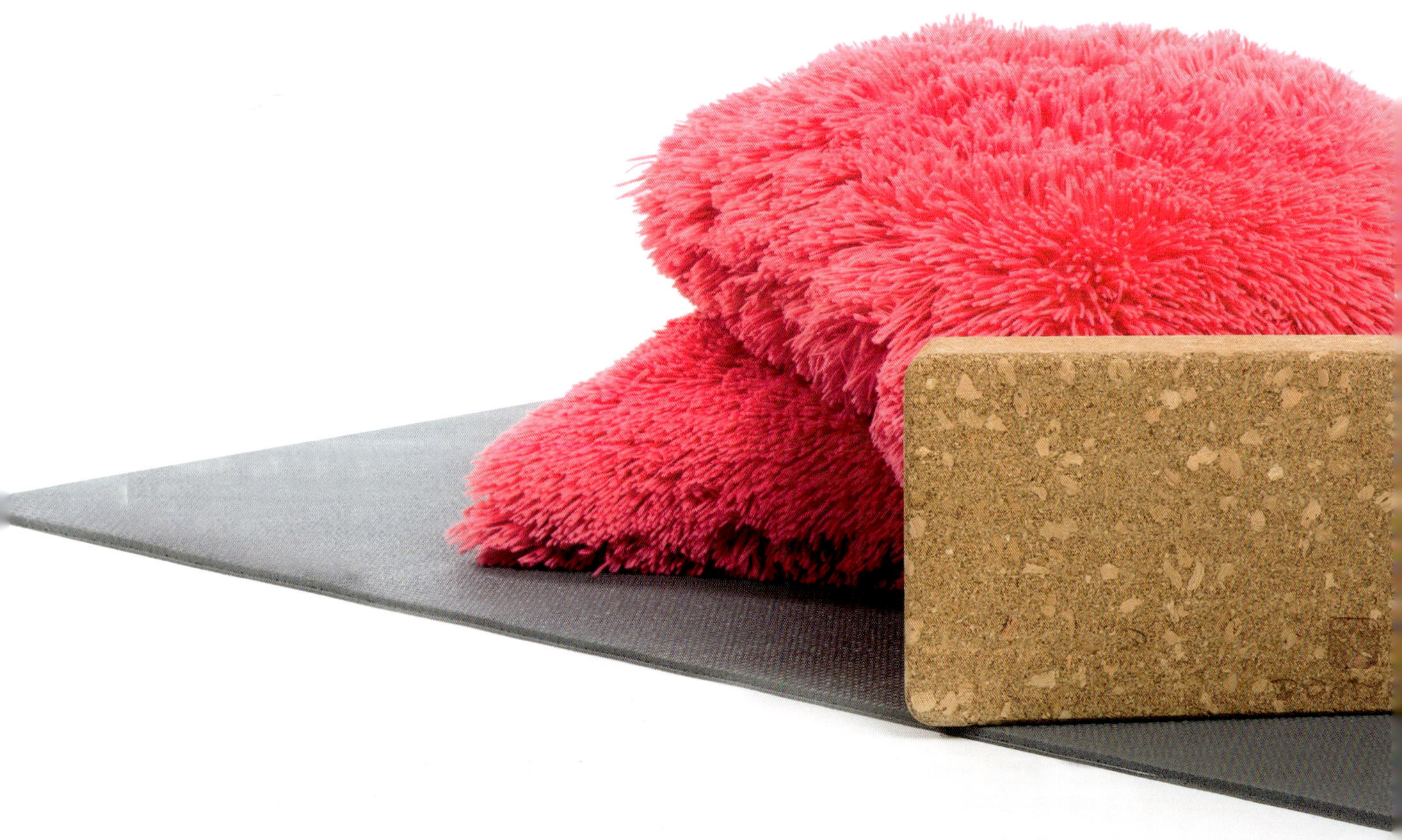

Karo Wagner
Anna Kramer

Yoga bei Angst und Panikattacken

Selbsthilfe und Heilung

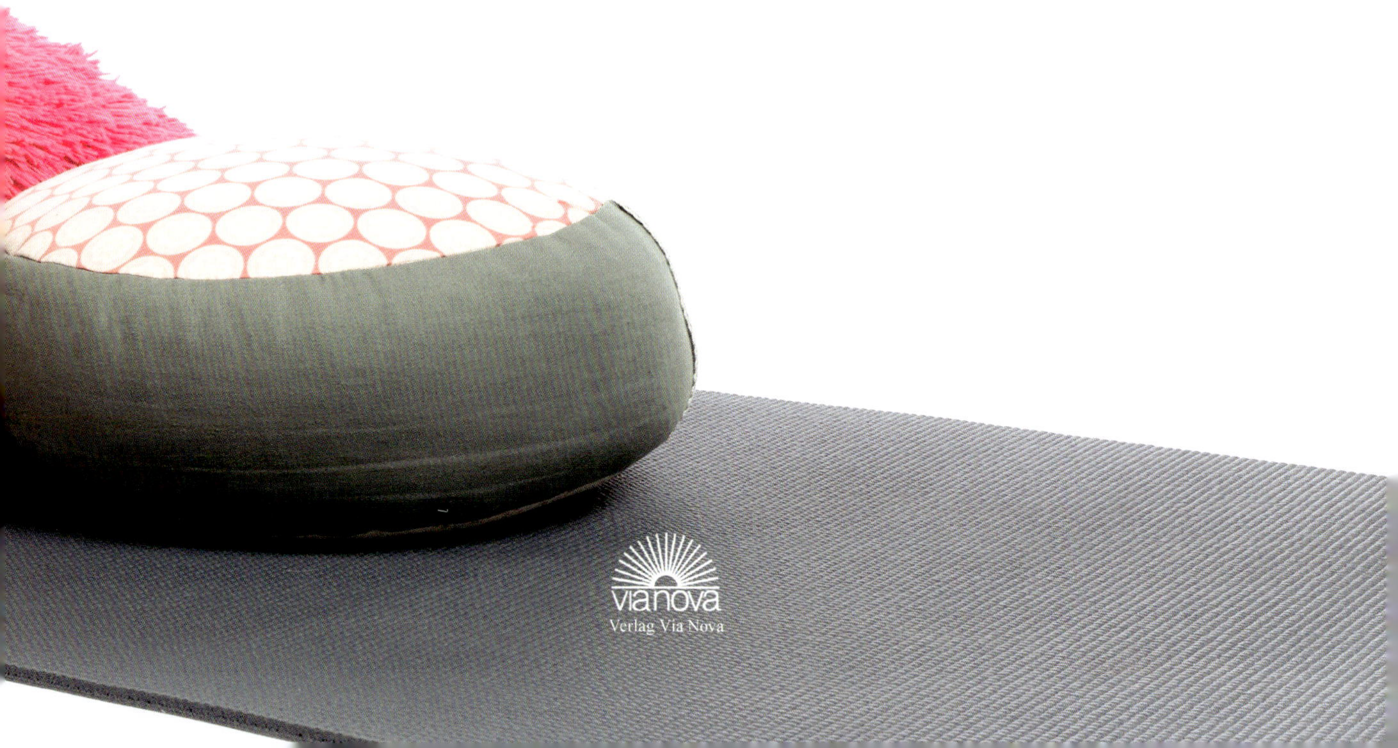

vianova
Verlag Via Nova

Impressum

1. Auflage 2019

Telefon (06 61) 6 29 73 | Fax (06 61) 96 79 560
E-Mail: info@verlag-vianova.de
www.verlag-vianova.de

Coverfoto: Schiebezimmer (www.schiebezimmer.de)
Fotos: Peter Werle, Mannheim
Umschlaggestaltung: Guter Punkt • München
Satz und Layout: Sebastian Carl • Amerang
Druck und Verarbeitung: Appel und Klinger • 96277 Schneckenlohe

ISBN 978-3-86616-459-8

Inhalt

Begrüßung

Wie schön, dass Sie da sind! Vermutlich lesen Sie aus persönlichen Gründen.

Vielleicht leiden Sie unter einer Angststörung oder unter Panikattacken und suchen eine Ergänzung zu Ihrer Behandlung. Oder Sie fangen gerade erst an, Ihre häufige Angst als Problem zu erkennen, und suchen einen unverbindlichen, „natürlichen" Einstieg. Oder Sie möchten jemanden, der Ihnen lieb ist, unterstützen. Vielleicht sind Sie auch selbst Yogalehrer und werden mit den starken Empfindungen eines Schülers konfrontiert. In jedem Fall: Herzlich willkommen auf dem richtigen Weg. Das hier ist eins der besten Bücher, die Sie lesen könnten. Wirklich!

Viele Menschen leiden an spezifischen oder unspezifischen Angst- oder Panikstörungen. Im ersten Fall kennen die Betroffenen ihre Auslöser, zum Beispiel enge, geschlossene Räume wie Aufzüge, soziale Auftritte oder öffentliche Transportmittel. Diese Angst führt allgemein zu einem beschränkenden, vorsichtigen Vermeidungsverhalten: Man ist auf der Hut, weicht entsprechenden Situationen aus. Das Lebensumfeld wird kleiner, die Kompromisse schlechter. Häufig spielen Scham oder Hilflosigkeit eine große Rolle. Außerdem ist negative Konditionierung eine Falle: Was harmlos mit dem Vermeiden einer Angstsituation anfing, wird zum ausgewachsenen Teufelskreis mit Panikattacken beim bloßen Gedanken daran. Die Hemmschwelle, Angst vor Rolltreppen, Hunden oder Überfällen, vor Familie und Freunden zu offenbaren, ist oft groß.

Doch die Hemmungen bei unspezifischen Panikstörungen sind noch ungleich viel größer. Man weiß ja nicht mal genau, weswegen man vor Angst verrückt wird, die Gründe scheinen banal. Oder die Gründe scheinen plausibel, aber das Ausmaß der Panik ist vollkommen übertrieben. Daher bekennt sich fast niemand offen zum Terror in Kopf und Herzen: dem Zweifel an sich selbst, am Leben, der bitteren Einsamkeit, dem emotionalen Abstumpfen, der Isolation von Familie und Freunden; zu der Überforderung, ein normales Leben hinzukriegen; der Peinlichkeit, an Alltäglichkeiten zu scheitern. Und dann die Scham, ohne ersichtlichen Grund gnadenlose, vernichtende Panik zu empfinden, blinde Kopflosigkeit, schreiende Verzweiflung. Mit dem Puls am Maximum, dem atemlosen Hilfeschrei, eingeklemmt in der Kehle, dem verschwommenen Blick an einem harmlosen Nachmittag unter

Freunden mit einem Eis in der Hand, plötzlich, aus dem Nichts. Unerklärlich. „Hey, was ist los?“ Und was würde passieren, wenn jetzt das wahre Ausmaß schreiend rausplatzen würde?

Verwirrung, Besorgnis, die Angst der Anderen oder die Befremdung und Ablehnung. Oder die aufdringlichen, wohlmeinenden, nutzlosen Hilfeversuche. Das Gefühl, ab jetzt als verrückt, labil, unzurechnungsfähig zu gelten. Das Bewusstsein, dass man es tatsächlich in diesem Moment ist. Also schweigen, ein Räuspern, ein Verschlucken vortäuschen, irgendwie „Stress auf Arbeit“ nuscheln. Einen Baum, ein Kaugummi am Boden fixieren, um Besinnung kämpfen, um Atem ringen, bis es wieder geht. Und man fragt sich, ob es wohl jemals ganz vorbei sein wird, ob man wieder normal wird, ob so etwas wie Unbeschwertheit überhaupt möglich ist.

Sie ist möglich! Auch für Sie! Ich *weiß* es. Ich kenne Angst und Panik. Ich weiß, wie es ist, nächtelang ins Kissen zu schreien, im Supermarkt zusammenzubrechen, den Kopf an die Wand zu hauen, sich deswegen vor Freunden und Familie und sich selbst zu schämen, zu verstellen. Ich kenne das Gefühl, sich dringend Hilfe zu wünschen, aber Therapeuten abzulehnen, weil die Ängste *so* absurd sind, dass man in die Psychiatrie eingeliefert werden könnte. Oder während und nach Therapien und Medikamenten nur kurzfristig Verbesserung zu spüren. Zu wissen, dass Medikamente körperlich helfen, doch keine Ursachen klären. Ich weiß, wie es ist, wenn man sich wahnsinnig fühlt, aber auch weiß, dass man nicht psychisch krank ist. Und dass ein klarer Grund, ein ursächliches Erlebnis, eine unbekannte Wahrheit dahintersteckt, irgendwo. Ich weiß, dass das tatsächlich so ist und wie Sie da rauskommen.

Dieses Buch richtet sich an alle, die keinen „Atme-dich-frei“-Ratgeber brauchen, denen Psychotherapie oder Pharmazie allein nicht reichen, die Zusammenhänge verstehen möchten. Es ist für alle, die dauerhafte Selbstbestimmtheit anstreben. Es ist für Sie.

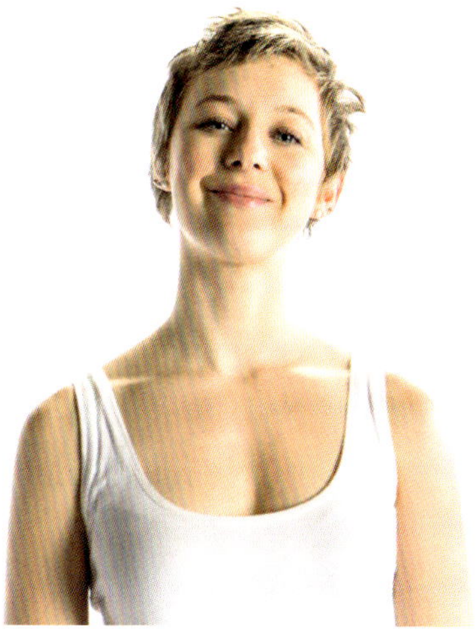

Vorstellung Anna Kramer

Hallo, ich bin Anna. Ich bin Yogalehrerin und MindWalking-Coach für glückliche Beziehungen, Lebensfreude und Selbstfindung.

Im Folgenden werde ich Sie siezen, da ich Sie persönlich leider noch nicht kenne und wir uns im Theorieteil des Buches befinden. So können Sie sich leichter eine eigene kritische Meinung bilden.

In den dreizehn Jahren meiner Praxis hatte ich viele Kunden mit spezifischen Ängsten und unspezifischen Panikstörungen. Ich durfte sie durch schwere Phasen begleiten und bis zur Aufarbeitung der Ursache war es oft ein mühsamer, aber erfolgreicher Kampf mit den inneren Schatten. Ich habe viele Tränen, Schreie und Verzweiflungsanfälle miterlebt, aber auch mitreißende Ausbrüche von Heiterkeit, Freude und Zuversicht, wenn das Thema geknackt worden war. Sowohl Yoga als auch **MindWalking** führten zu anhaltender Beschwerdefreiheit. Doch nicht, weil nur die Symptome bekämpft worden waren, sondern weil in einem persönlich fordernden Prozess der Selbsterkenntnis die eigentliche Ursache und ihre Auslöser erkannt und aufgelöst werden konnten. Viele Kunden schreiben mir auch ungefragt Jahre später, wie gut es ihnen noch weiterhin geht und dass alte Muster nicht zurückkamen, selbst wenn das Leben auch neue Schwierigkeiten bietet. Das geht zu Herzen. Ich möchte Ihnen deswegen beide Methoden hier kurz vorstellen.

Wenn Vergangenes Sie belastet, gegenwärtige unschöne Beziehungen oder Lebensumstände Sie behindern oder Ihnen Ihre Zukunft unklar oder düster erscheint, dann begrenzen Sie Selbstzweifel, negative Glaubenssätze oder Ungewissheit. Sie haben den Eindruck, Ihre eigene Wahrheit und Bestimmung (noch) nicht zu kennen, Sie können nicht so sein, wie und wer Sie eigentlich sind oder sein möchten. Sie möchten innere und äußere Ordnung schaffen, aber übersehen Ihre blinden Flecken. Die Grübelspirale dreht sich im Kreis, die immer gleichen Verhaltensmuster und Glaubenssätze tauchen auf. Doch empfinden Sie Psychotherapie nicht als Ihren zielführenden Lösungsweg für diese Schwierigkeiten. Oder Sie befinden sich in psychotherapeutischer Behandlung und wünschen eine seriöse, ursachenorientierte Ergänzung dazu. Dann hilft ein Coaching zur Steigerung von Selbstbestimmtheit, Zukunftsfreude und Akzeptanzvermögen, zum Beispiel **MindWalking.**

Die Methode basiert unter anderem auf den yogischen Prinzipien von Erkenntnis, Disziplin und innerer Wahrhaftigkeit. Sie erkunden gemeinsam mit Ihrem Coach Ihren persönlichen geistigen Raum, Ihre Innenwelt. Dafür rufen Sie selbstgewählte Stichwörter zu Ihren Problemthemen auf. Dann betrachten und beschreiben Sie die hochkommenden mentalen Erinnerungs- und Vorstellungsbilder so oft und detailliert, bis sie keine emotionale Spannung in Ihnen mehr auslösen. Durch präzises Beschreiben und Nacherleben statt nur Erzählen und Analysieren können Sie selbst das schlimmste Horrorerlebnis ausdünnen und auflösen, bis es verpufft. Ein emotional belastetes Thema wird so ausgereizt, bis Sie die reinen Fakten des Ablaufs erkennen, die eigentliche Ursache Ihrer Probleme benennen und darüber schmunzeln. Alternativ oder zusätzlich gibt es Übungen zur Steigerung von zwischenmenschlicher Kompetenz und Achtsamkeit. Es geht um das Aufheben von Selbstbeschränkungen, egal unter welchen Umständen Sie diese gelernt haben. Mit genügend Praxis brauchen Sie keinen Coach mehr und können allein weitermachen.

Yoga ist ein jahrtausendalter philosophisch-spiritueller Weg zu geistiger und körperlicher Gesundheit und Selbsterkenntnis. Nur ein kleiner Teil davon sind die Asanas, die Körperübungen für Dehnung und Kräftigung. Yoga als ganzheitliches System ist bei uns weniger bekannt, obwohl Achtsamkeit und Mediation immer populärer werden. Wenn Sie an einer Angststörung leiden, kann Yoga Ihr ganzheitlicher Weg aus der Angst hin zu Gelassenheit und Lebensfreude sein. Yoga, richtig begriffen und praktiziert, bewirkt psychische und körperliche Veränderungen, welche die Ergebnisse von Entspannungstechniken, sportlichem Ausdauertraining, der kognitiven Verhaltenstherapie und einer medikamentösen Behandlung von Ängsten kombinieren kann. Murali Doraiswami, Professor für Psychiatrie und Verhaltensforschung an der Duke University, USA, sagte in einem Interview: *„Wenn es einen Wirkstoff gäbe, der ähnlich positiv und nebenwirkungsfrei wirken würde wie Yoga, wäre es ein Bestseller weltweit.“*

Vorstellung Karo Wagner

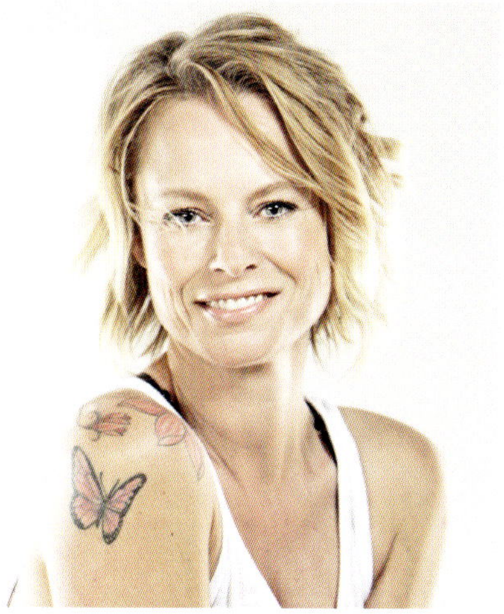

Hallo, mein Name ist Karo Wagner. Ich werde Sie mit du anreden, wie es in Yogakursen üblich ist. So fällt es dir leichter, dich fallen zu lassen und die Übungen zu verinnerlichen.

Ich habe 2001 die Liebe zum Vinyasa und einige Jahre später zum Yin und Restorative Yoga entdeckt. Seither widme ich mein Sein und Tun der Yoga-Welt. Zu meinen Yogalehrern zählen Bryan Kest, Baron Baptiste und Patrick Broome. Ich bin Studentin der Lehre von Dr. Joe Dispenza (Meditation und ihre Wissenschaft) und bilde mich sehr regelmäßig im Fachbereich „Yoga und Meditation" fort und weiter.

2003 gründete ich die VINYASA-Power-Yoga-Akademie. Seither ist es meine Berufung, gemeinsam mit meinem Team und mit ganzem Herzblut bundesweit sowie in Österreich und der Schweiz Yogalehrer aus- und weiterzubilden. Yoga ist für mich nicht nur das Praktizieren der Yoga-Asanas, es ist eine Lebensphilosophie, die uns Halt, Schutz und Lebenssinn offenbart.

Die Sequenzen in diesem Buch habe ich ganz auf die Eigenschaften abgestimmt, nach denen wir uns in Zeiten, in denen die Seele in Schieflage gerät, sehnen: nach Zentrierung, neuer Kraft, Stabilität, Erdung und dem inneren Aufatmen und Entspannen. Sie sind so ausgewählt und zusammengestellt, dass man sie ohne große Vorkenntnis gut und sicher zu Hause üben und praktizieren kann. Yoga ist Luxus für deinen Körper. Übe immer mit größtmöglicher Achtsamkeit und Hingabe für das, was du gerade tust.

Ich wünsche dir viel Freude und schöne Aha-Momente beim Praktizieren.

Bedienungsanleitung für dieses Buch

Eins vorneweg: Sie müssen nicht alles lesen, um mit Yoga zu beginnen. Sie können direkt mit Karos fünftem Teil in die Praxis übergehen; die Asanas sind detailliert beschrieben. Dort stehen auch Taktiken für den akuten Ernstfall. Doch wenn Sie neugierig auf philosophische und psychologische Hintergründe sind, fangen Sie vorne an. Yoga ist kein Workout, es ist eine spirituelle Lebenshaltung und vertritt eine klare Weltanschauung auf biologischer, energetischer und spiritueller Ebene. Die Philosophie und Prinzipien und deren alltägliche Anwendung werden im ersten Teil „Philosophie" dargestellt. Bewusstsein, Psyche und Seele sind oft unklar definierte Begriffe mit schwammiger Verwendung. Auch „normale" Emotionen und Wahrnehmungen sind meist ebenso vielfältig oder nebulös erklärt, obwohl Angst- und Panikstörungen und gestörte Wahrnehmung eindeutig festgelegt sind. Damit Sie genau wissen, aus welchen biologischen, energetischen und spirituellen Komponenten Sie bestehen, was Bewusstsein, Seele, Wahrnehmung, Aufmerksamkeit und Emotionen exakt sind, finden Sie im zweiten Teil „Grundlagen für Gesundheit und Glück" einen kurzen sowie einen ausführlicheren Überblick darüber. Zusätzlich können Sie Ihre Kenntnisse der Anatomie und Physiologie des menschlichen Körpers dort auffrischen.

Wenn Angst und Panik, entsprechende Pathologie sowie körperliche und psychische Auswirkungen Sie interessieren, können Sie direkt im Teil „Anatomie der Angst" einsteigen. Auswege zum Ausschalten und Auflösen von Angst finden Sie im gleichnamigen vierten Teil. Biologische, energetische und spirituelle Maßnahmen sowie die Grundlagen einer fundierten, gesunden Yogapraxis werden Ihnen dort vorgestellt. Wenn Sie diese Grundlagen kennen, werden Sie die Asanas oder die Meditationen im Praxisteil zuletzt von innen heraus authentisch aufbauen, statt sie einfach körperlich nachzuahmen.

Dieses Buch versteht sich als umfassende Übersicht zu Yoga und Angststörungen. Es enthält philosophische, biologische, medizinische, energetische und spirituelle Grundlagen. Alle Kapitel sind mit Querverweisen versehen, damit Sie bequem alle relevanten Begriffe nachschlagen können. Es kann sein, dass Sie sich manche Kapitel regelrecht erarbeiten und mehrfach lesen, während andere Ihnen sehr einfach vorkommen. Doch es lohnt sich, denn Wissen macht Sie stark. Humor auch. Deswegen werden Sie hoffentlich oft lachen. Viel Vergnügen!

TEIL 1 | PHILOSOPHIE

Yoga: Ein Oktopus für Lebensfreude

Der Begriff Yoga stammt aus dem Sanskrit und bedeutet Verbindung, Einheit oder auch Harmonie. Gemeint ist die Einheit Ihres Bewusstseins und aller weiteren Schichten Ihres Seins. Manchmal wird es auch als Joch übersetzt, unter dem der Geist und die Sinne diszipliniert angeschirrt werden sollen, damit sie alle gemeinsam am gleichen Strang hin zu Lebensfreude ziehen. Diese Disziplin ist keine lästige Pflicht, sondern pure Freude. Wenn Sie etwas tun, das Sie wirklich lieben, gehen Sie darin auf, verlieren jedes Zeitgefühl und erleben *Flow,* also vollkommenes, selbstvergessenes Aufgehen im Tun. Ihr Tun trägt Sie, Sie tragen Ihr Tun. Yoga steht für diese Verbindung und diesen Weg. Er besteht aus acht Gliedern: Die bei uns populären *Asanas*, also die Körperübungen, sind als drittes Glied nur ein kleiner Teil davon. Zum yogischen Pfad gehören noch ethisches Verhalten gegenüber anderen und sich selbst, Atemübungen, Rückzug in das eigene Innere, Konzentration, Meditation, kritische ethische Reflexion und Selbsterkenntnis, schließlich Selbstverwirklichung. Gemeinsam bewirken sie ein Auflösen aller falschen Identifikationen und psychischen Leids.

Die Beherrschung des Geistes

Im 4. oder 5. Jahrhundert nach Christus lebte ein indischer Philosoph namens Patanjali und hinterließ, im Gegensatz zu den kryptischen Aussagen anderer Heiliger, eine klare und schnörkellose *Step by step*-Anleitung zur Selbsterkenntnis. Tatsächlich sind die sogenannten Yoga-Sutras in einer guten Übersetzung so einleuchtend und kristallin wie eine IKEA-Bauanleitung: auf den ersten Blick komisch, doch sehr überschaubar und einleuchtend. Sanskrit-Kundige bestätigen das. Viele Menschen sind ihr seit Jahrtausenden mit Erfolg gefolgt. Wörtlich übersetzt bedeutet Sutra „Faden“. Ein Yoga-Sutra ist also ein Leitfaden für Yoga. Davon gibt es 195, eine hochkonzentrierte

Essenz des Yogawissens. Es ist das älteste erhaltene Werk, obwohl natürlich auch andere Schriften existieren.* Alle acht Glieder des Yoga bilden eine untrennbare Einheit und bedingen einander. Oft werden sie als Stufen oder Schwierigkeitsgrade gesehen, aber eigentlich sind sie acht Äste des gleichen Baums. Oder acht Arme am glücklichen Oktopus: Alle führen zur Mitte, doch können sie einander auch die Hand reichen. Der Schlüssel ist die Beherrschung des Geistes, also Selbst-Beherrschung in dem Sinne, dass Sie selbst als Bewusstsein Ihren Geist und Ihre mentalen Fähigkeiten beherrschen: Sie können denken, aber Sie grübeln nicht. Sie können analysieren, aber Sie überanalysieren und interpretieren nicht alles. Sie können fühlen, aber Sie verwechseln sich nicht mit Ihren oder fremden Emotionen. Sie können sich erinnern, aber Sie werden nicht ungebeten von Erinnerungen überflutet und sie entziehen sich ihnen auch nicht, nur weil sie länger her oder unschön waren. Solange der Geist unkontrolliert bleibt, werden Sie ständig von inneren oder äußeren Eindrücken abgelenkt. Sie arbeiten dann unfassbar viel, aber produzieren nichts. Sie sind beschäftigt, aber nicht schaffend in dem, was Sie eigentlich wollen. Das erschöpft. Angenommen, Sie wollten online Kaffeebohnen bestellen. Sie googlen Kaffee und plötzlich platzt alles voll mit Pop-up-Werbung. Da müssen Sie erst mal mühsam jedes kleine X finden. Direkt weiterarbeiten geht nicht, weil Ihr Arbeitsspeicher und Ihr Datenvolumen überlastet sind. Und wenn Sie Pech haben, lenkt Sie das so sehr ab, dass Sie plötzlich bei Katzenvideos landen und total vergessen haben, was Sie eigentlich ursprünglich wollten. Und dann merken Sie plötzlich, dass Sie schon ewig da hocken ohne Bewegung, ohne Ausgleich, ohne Konzentration und sich abgeschnitten, erschöpft und leer fühlen. Damit das nicht passiert, gibt es Yoga.

Neben diesem klaren Trainingsplan für mentale Muskeln liegt der Charme der Yogaphilosophie in dem unglaublich breit gefächerten, komplexen Menschen- und Weltbild. Die Anteile der Psyche und des Körpers, die Funktionen und Bewegungsrichtungen des Geistes und die energetischen und physischen Manifestationen des Bewusstseins sind Hauptgegenstand der alten Schriften. Darin steckt unglaublich viel Trost und Erleichterung für jeden, der entdeckt, dass es nicht rundläuft. Wenn Sie eine Treppe hinaufsteigen und nicht wissen, dass das Herzrasen auslöst, wenn Sie eine Panikattacke erleiden und nicht wissen, dass Ohnmachtsgefühl dazugehört, dann machen Sie sich aufgrund dieser Körperwahrnehmung vielleicht große Sorgen. Sie beobachten diese Phänomene und fokussieren sich nur noch darauf. Mit anderen Worten: Sie nehmen zu ernst, was Sie nicht direkt erklären und gelassen einordnen können. Sie finden es schlimm. Mit Ihren Emotionen und Ihren mentalen Phänomenen ist es genauso: Wieso denken Sie seit Tagen immer wieder an etwas Bestimmtes? Wieso können Sie das nicht loslassen? Wieso sind Sie nicht froh? Wie geht es weg? Wenn Sie Ihre vital- und mentalenergetische Anatomie und Physiologie so gut begreifen wie Ihren biologischen Körper, kann Sie nichts wundern oder erschrecken. Sie wissen dann, dass selbst die schlimmste Angst eine schlichte, eingeschaltete Mentaldatei ist oder ein Kommunikationsproblem zwischen Ihnen und Ihrem Vitalwesen. Und wenn Sie das erkennen, begreifen Sie auch, dass beides nicht schlimm ist.

* Wagen Sie einen Blick in die bekannten Veden, die Bhagavad Gita oder Hatha Yoga Pradipika.

Mentaldateien können Sie ausschalten und auflösen, Kommunikationsprobleme können Sie lösen.

Der Oktopus und seine Arme

Wenn Sie einen Sinn im Leben, Ihr Dharma, kennen und es gelassen anstreben, können Sie mit allem, was das Leben so bietet, auch intelligent umgehen. Erstens kennen Sie ja das Ziel, selbst Umwege verwirren Sie dann nicht, und zweitens sind Sie gelassen genug, dass es Ihnen auf fünf Minuten nicht ankommt. Sie können großzügig sein wie im Urlaub. Vom Standpunkt des Karmas aus bedeutet das, mit jeder nachhängenden Erfahrung abzuschließen und sie aufzulösen, damit Sie unbeeinflusst und voll in der Gegenwart agieren (Seite 77). Auch düstere Tage erscheinen dann irgendwie in einem bunteren Grau. Innerer Frieden und Glück entstehen, wenn man konsequent an seinen Gedanken arbeitet. Am Anfang kostet es Mühe, irgendwann gibt es einen Umschwung und es läuft. Je weiter ein Bewusstsein sich wegentwickelt von Negativität, Glaubenssätzen, Vorurteilen, Süchten, Wut, Ängsten, von seiner Wut gereinigt, desto gelassener, flexibler und authentischer lebt es. Wenn Sie Fehlidentifikationen und falsche Überzeugungen ablegen, schaffen Sie Raum und Wahrnehmung für positive Dinge. Wer sich auf Liebe, Glück und Lebensfreude konzentriert und diese Dinge visualisiert, wird sie im Handeln praktisch anwenden und danach leben. In Folge entstehen auch Glück und Lebensfreude – wie eine selbsterfüllende Prophezeiung. Das ist ungefähr wie ein mentaler Energieumsatz oder ein mentales Immunsystem, das immer stärker wird. Das bedeutet nicht, dass Sie gefühllos und kalt sind oder zu allem selig lächeln. Sie unterscheiden nach wie vor zwischen ethisch und unethisch, gut und böse, doch sind Sie durch die Beurteilung „gut" nicht parteiisch oder nur auf sich selbst bezogen und bei „böse" nicht vor Schock, Angst oder Ablehnung gelähmt und handlungsunfähig. Das kann man beschreiben als anhaftungsloses Sein. Sie ruhen in sich und haften nicht an weltlichen Dingen, Glaubenssätzen oder Ideen. Das bedeutet nicht, dass Sie kein schönes Haus und tolles Auto haben dürfen. Aber Sie werden sehr genau abwägen, ob ein praktischer oder ästhetischer Wert und Nutzen im Vordergrund stehen oder eine Eitelkeit, unerfüllte Sehnsucht oder Habgier. Sie konzentrieren sich hauptsächlich auf ein Einheitsbewusstsein. Sie berücksichtigen Mitmenschen und Mitwesen, wünschen ihnen Glück und helfen, soweit es sinnvoll ist. Wer in einem Bewusstsein aus Dankbarkeit, Akzeptanz und Güte lebt, erfährt Liebe. Yoga befähigt Sie, Ihren Geist zu beruhigen und Gedanken und Gefühle besser zu kontrollieren. Das Fundament eines yogischen Lebensweges bilden grundlegende ethische Werte und körperliche, vitalenergetische und spirituelle Übungen – ein ultimativ ganzheitlicher Ansatz, sehr modern also.

Lebensfreude ist dabei kein Selbstzweck: Es geht immer um das Transzendieren Ihrer aktuellen Existenz, Ihrer individuellen „Zwiebel" (Seite 25). Wie ein Wassertropfen endlich zurück in seine Wolke verdunstet oder wieder identitätslos eins wird mit dem Meer, streben Sie nach Auflösung zurück in Ihr volles Potential, in die Ganzheit des Allseins: die große Kunst des Yoga.

Yama

Yamas sind ethische Stützpfeiler, um das eigene Verhalten danach auszurichten, was Ihnen oder anderen Lebewesen ein sinnvolles und kompromissbereites Leben ermöglicht. Yama bedeutet so viel wie „zurückziehen“; dieser Oktopusarm zieht die Sinne zurück. Es geht um Selbstkontrolle im Umgang mit anderen Lebewesen und Ihrem Inneren. Im Yama werden fünf Saugnäpfe unterschieden: *Ahimsa, Satya, Asteya, Brahmancharya* und *Aparigraha.*

Ahimsa

Ahimsa steht für Gewaltlosigkeit und Schadensvermeidung im wörtlichen und übertragenen Sinn. Das kann nicht immer praktiziert werden, selbst Händewaschen tötet Bakterien. Der Leitgedanke ist, Kreaturen und Dingen psychisch wie physisch keinen unnötigen Schaden zuzufügen oder respektlos mit ihnen umzugehen, sondern freundlich und mitfühlend zu handeln. Die Existenz jeder Lebensform soll gewürdigt und respektiert werden. Frieden schützt Sie und andere. Es geht um eine allgemeingültige Ethik als Wirkprinzip statt nur gruppengültiger oder gar egoistischer Ethik, also ein Handeln im Sinne des persönlichen, aber auch eines allgemeinen Dharmas ohne zu viel Intensität und Druck. Also nichts erzwingen, verkrampft erreichen wollen, zu stark anstreben, klammern. Beachten Sie natürliche Bedürfnisse und gerechte Ansprüche, selbst wenn Sie dagegen handeln. Praktizieren Sie gesundes, natürliches Tempo des Lebens und Demut vor allem Lebendigen: *Go with the flow.* Das bedeutet als Alltagsbeispiel: nicht zu essen, was Sie nicht vertragen, oder wenn Sie satt sind. Respektieren Sie, dass Ihr Schnitzel mal ein lebendiger Jemand war, der was anderes vorhatte, als paniert zur Substanz Ihrer Nasenhaare und Muskelzellen zu werden. Dies bezieht die dazugehörigen Pommes, deren Frittieröl und die einsame Eisbergsalatdeko auch mit ein. Essen Sie alle mit Respekt.

Satya

Satya bedeutet Wahrhaftigkeit und Aufrichtigkeit. Lügen Sie nicht, stehen Sie zu dem, was Sie als wahr anerkennen können. Etwas konkreter: Stehen Sie zu Ihrer Panik, Ihrer Angst, stehen Sie zu den Bedürfnissen, die missachtet wurden, aus denen sie entstanden. Bleiben Sie authentisch. Das heißt natürlich nicht, dass Sie proaktiv verletzend ehrlich sein sollen, aber nehmen Sie auch keine falsche Rücksicht, z.B. in Momenten wie: „Schatz, steht mir das eigentlich noch?“ Ahimsa gilt trotzdem. Bleiben Sie ehrlich.

Asteya

Asteya ist Zufriedenheit und Genügsamkeit, Freiheit von Habgier, unrealistischen Wünschen, Neid und Gier. Dazu gehört auch das Nichtstehlen. Das versteht sich von selbst, meinen Sie. Doch bezieht es sich auch auf weniger Offensichtliches wie Urheberrecht, Anerkennen von guten Ideen oder Kopieren geistigen Eigentums. Schmücken Sie sich nicht mit fremden Federn: Ehre, wem Ehre gebührt. Viel wichtiger: Verwenden Sie Ressourcen bewusst und nachhaltig. Stehlen Sie nicht der Erde, Ihrem Körper, Ihrer Gesellschaft die Zukunft durch Raubbau. Minimalisten erleben am meisten Überfluss.

Brahmancharya

Brahmacharya heißt wörtlich „mit Brahman flowen" und meint Mäßigung, disziplinierten, bewussten Einsatz von Energien. Es wird oft mit Enthaltsamkeit oder Abstinenz übersetzt und als Zölibat und Spaßlosigkeit missverstanden. Es geht eigentlich um mentale und physikalische Ausdauer und sinnvollen Einsatz von Lebensenergie, also Prana (Seite 47). Wenn Sie sich oft exzessiv verausgaben, sei es mental durch endlose Grübelspiralen, Kopfkino, intellektuelles Überarbeiten oder -analysieren, emotional durch Launen wie Wutanfälle, Angstschübe oder Panikattacken, körperlich bei Fress- und Partyorgien, gehen Sie maßlos, respektlos und vergeudend mit Energien um, die Ihnen nicht allein gehören und auch andere betreffen. Sie verlieren Ihre Eingestimmtheit auf die Gegenwart, für gesundes Maß, für den wahren Sinn.

Aparigraha

Aparigraha wird häufig mit Besitzlosigkeit und Nichtanhaften übersetzt, nicht nur in Bezug auf materiellen Besitz, sondern vor allem auf Überzeugungen, Leistungsansprüche, Einstellungen und Selbstbilder. Aparigraha bedeutet, dass Sie nicht festhalten: nicht an Ihrem Körper, nicht an Ihren Lebensumständen, nicht an Beziehungen, auch nicht an Erinnerungen, selbst schönen. Lassen Sie Vergangenheit ruhen, lassen Sie das Jetzt zur Vergangenheit werden, trennen Sie sich von falscher Zukunftshoffnung. Leben Sie im Jetzt. Das ist kein kurz gedachtes #yolo, kein blindes Sich-gehen-Lassen. Aparigraha meint, dass Sie kein Karma bilden, keine Handlungen unabgeschlossen lassen (Seite 77).

Basierend auf Vergangenheit entscheiden Sie im Heute nach aktuellen Umständen, damit die Zukunft Ihnen entspricht. Wenn Sie gestern Muffins hatten, sollten Sie jetzt Kekse essen, damit Sie morgen Raum für Kuchen haben.

Yama bei Angst

Wie gut können Sie in sauberer Haltung Ihre Fußzehen berühren, ohne zu schummeln? Zerren Sie sich gewaltsam in eine Haltung, die gar nicht aus Ihnen fließt? Möchten Sie mit viel Energie die Pose des Yogalehrers, die Meinung des Partners imitieren, um einem Bild zu entsprechen, das Sie nicht sind? Eine häufige Ursache von psychischen Störungen sind mangelnde Selbstdisziplin oder -liebe und fehlende Zukunftsvisionen. Yamas helfen Ihnen, sich auf das Wesentliche zu fokussieren, sich nicht abhängig von äußeren Umständen oder allgemeingültigen Normen zu machen. Sie helfen bei der Asana-Praxis genauso wie im normalen, alltäglichen Leben.

Niyama

Der zweite Arm Ihres Tintenfischs sucht nun nach Wegen, diese Fähigkeiten der Sinneszügelung dauerhaft zu festigen. Ni heißt „komplett" und die Verknüpfung: „die Sinne dauerhaft mittels einer gewissen Regelmäßigkeit zügeln". (Sanskrit ist sparsamer als Deutsch.) Solange Sie analytisch versuchen, die philosophischen Grundlagen zu verstehen, Erkenntnisse aber nicht in Ihren Lebensstil übertragen, bleiben sie theoretisch. Doch der Sinn neuer Sichtweisen sind bessere Gewohnheiten, und die erfordern eben Stetigkeit und Beharrlichkeit. Niyama zeigt, wie Disziplin und ein geregelter Tagesablauf die Sinne nachhaltig zügelt. Hinterfragen Sie sich und Selbstverständliches, zweifeln Sie, erkennen Sie, lernen Sie, sich selbst zu beobachten, ohne obsessiv zu werden. Es geht nicht um Selbstoptimierung als Selbstzweck, sondern um das Erkennen und Anwenden Ihrer persönlichen ethischen Werte, an denen Sie sich selbst messen. Erneut hat der Arm fünf Saugnäpfe.

Saucha

Saucha meint Reinheit des Bewusstseins und des Körpers. Achten Sie auf Ihre Gedanken, Ihre Gefühle, Ihre Handlungen. Lassen Sie sie nicht verunreinigen oder trüben, indem Sie nichts an sich anhaften lassen (Seite 77). Schalten Sie unangemessene Gedanken und Zustände aus, lösen Sie Spannungen, Missverständnisse oder Irrtümer sofort auf und nicht erst, wenn sie sich festgesetzt haben. So üben Sie mentale, energetische und körperliche Hygiene. Folgen Sie nicht Ihren Grübelspiralen in den Abgrund, nehmen Sie Ihre Sorgen ebenso wenig mit ins Bett wie ungewaschene Füße.

Samtosha

Samtosha ist der Grundsatz von Zufriedenheit und Akzeptanz. Zufriedenheit erlangen Sie, wenn Sie jedem Ereignis mit all seinen Folgen einen Sinn zugestehen. Dieses Prinzip auf Panikattacken anzuwenden, ist eine Herausforderung. Doch jede Handlung hat einen Sinn, entsteht aus Gründen, selbst wenn es dumme Gründe sind. Wenn Sie das annehmen, sind Sie natürlich nicht sofort „zufrieden“ damit, dass Sie Angst haben, abwaschen oder Steuern zahlen müssen. Aber Sie erkennen, dass gewisse Übel eben durch gewisse Ursachen entstehen, und können damit umgehen, ohne zu hadern.

Tapas

Tapas bedeutet ganz schlicht Konsequenz und Beharrlichkeit, unabhängig von Launen, mit anderen Worten: Disziplin. Es bedeutet, dass Sie dem, was richtig ist, auch dann folgen, wenn Sie es nicht gut finden. Hören Sie nicht auf Ihre Angst, stellen Sie sich nicht infrage, weil Panik Sie überfällt, wenn der eingeschlagene Weg Ihnen während Ihrer Phasen der Gelassenheit richtig erscheint. Gehen Sie weiter, auch wenn es regnet, stürmt oder schneit, selbst wenn Sie keinen Schritt weit vorausblicken können. Lassen Sie Ihre Launen nicht an jemandem aus, der nichts dafür kann. Gehen Sie auch dann zum Yoga, wenn Sie faul sind. Essen Sie keinen Kuchen, wenn Sie heute schon Kekse hatten. Am Ende dieser Askese scheint die Sonne.

Svadhyaya

Svadhyaya ist Selbsterforschung und gehört unerlässlich zum guten Umgang mit sich selbst und den Mitmenschen am Anfang des Wegs zur Selbstverwirklichung. Wenn Sie ein erfülltes Leben führen möchten, kommen Sie nicht darum herum, einen Blick nach innen zu werfen – unabhängig davon, ob Angst Sie treibt. Selbstfindung ist ein Prozess, bei dem Sie Ihre besonderen Fähigkeiten und Ziele immer klarer aus einem Wust an Möglichkeiten und Fehlidentifikation herausschälen. Das beinhaltet Abgrenzung gegenüber Alternativen, Normen, Familie und Gesellschaft durch verschiedene Grade an Selbstreflexion und Ausprobieren. Es geht nicht um ein konstantes Selbstüberwachen oder Totanalysieren. Interpretieren Sie nicht wild herum, befassen Sie sich nicht ständig damit, welche Gründe jede Gemütsregung wohl haben könnte, bis Ihnen der Kopf schwirrt. Es geht um strukturierte, planvolle Auseinandersetzung mit dem Selbst (Seite 111), um ein Ergebnis zu erreichen: ein funktionales, persönliches Wertesystem, eine Selbstgewissheit und Zukunftsplanung.

Eine zusätzliche Komponente von Svadhyaya ist das Studium relevanter Quellen aus entsprechender Literatur oder Vorträgen, da ein gutes Wertesystem neben der Selbstreflexion weitere, objektive, aus der umgebenden Kultur stammende Bezugspunkte benötigt.

Ishvara Pranidhana

Ishvara Pranidhana heißt Gottesverbundenheit oder Hingabe. Damit ist das theoretische Anerkennen und praktische Erfühlen einer übergeordneten Entität gemeint. Diese Form von Schicksalsergebenheit macht nicht passiv oder willenlos, sondern im Gegenteil mutig und stark. Sie können nicht tiefgehend unglücklich sein, wenn Sie wahrhaftig fühlen, dass Sie liebenswert und makellos sind – und wenn Sie mit Brahman verbunden sind, ist das so. Leid und Angst entstehen nur, wenn Sie diese Verbindung nicht mehr fühlen, sich also in einer Identitäts- oder Glaubenskrise befinden.

Niyama bei Angst

Wenn Sie akzeptieren, dass Sie hin und wieder Ängste und Panikattacken haben, dass Sie – egal wie absurd es Ihnen erscheinen mag – ein Teil von etwas Ganzem sind, wird es Ihnen besser gehen. Leider kann man aber nicht entscheiden, an etwas zu glauben, und bestimmen, von jetzt an hingebungsvoll mit dem Strom des Lebens zu treiben. Was Sie aber annehmen können, ist, dass es ein gesundes Maß an Disziplin, Selbstüberprüfung und Klarheit braucht, um sich von Altlasten und Angststörungen zu befreien. Und dass es nicht nötig ist, Angst zu haben, denn Sie ahnen: Innendrin haben Sie einen guten Kern. Und das glauben Sie immerhin ausreichend fest, dieses Buch zu lesen und ihn erreichen zu wollen. Es geht aufwärts.

Asana

Der wohl bekannteste und populärste Teil des Yoga ist sicherlich Asana, die yogische Leibesertüchtigung. Das Üben der verschiedenen Haltungen für mehr körperliche Kraft und Geschmeidigkeit diente ganz zu Beginn dazu, den Körper für das viele Sitzen in der Meditation fit zu halten. Heute geht man ins Fitnesscenter, um den Schreibtischjob zu kompensieren, damals machten die mönchischen Einsiedler Yoga, um bei Meditation und Selbstfindung in abgeschiedenen Himalayahöhlen nicht zu erfrieren. Moden ändern sich, aber die Prinzipien bleiben gleich. Die heutigen Asanas haben mit diesen Urformen der Körperbeherrschung zwar Parallelen, aber sie sind in den 20er Jahren aus der neohinduistischen Bewegung gegen die britische Besatzung Indiens entstanden. Das indische Militär wünschte ein umfassendes, ganzheitliches Dehnungs- und Kräftigungstraining für die Fitness und Einsatzbereitschaft ihrer Soldaten. So schufen führende indische Sport- und Bewegungs-Verantwortliche das heutige Yoga aus den traditionellen yogischen Abfolgen und dem klassischen Eigengewichtstraining, heute bekannt als Calisthenics.

Asanas bringen Ihren Körper, Ihr Vitalwesen und Ihre bewusste Wahrnehmung durch Atem, Puls, Bewegungsabläufe und Haltepositionen in Einklang miteinander. Asana strebt nicht nach Perfektion in der Pose von außen und wie Sie es in Yogamagazinen sehen. Die Stellung ist für Ihren Körper dann eine Wohltat, wenn Ihr Atem frei fließt, der Körper nicht schmerzt und Ihre Gedanken nicht wuseln. Ursprünglich waren Asanas der Weg des Yogi, sich für lange Meditationen im Sitzen kräftig, biegsam und in luftigen Höhen vor allem warm zu halten, dabei gleichzeitig die Sinne ruhig zu halten, um die Meditation nicht zu behindern. Da man als Einsiedler außer dem eigenen Leib nicht viel hatte, benutzte man ihn als Rosenkranz und Hantelbank in einem: Jeder meditative Atemzug entspricht einer Perle des Rosenkranzes, jede Asana ist hocheffektives Training mit eigenem Körpergewicht.

Glücklicherweise bietet die Fitnessbranche heute Kurse außerhalb von Höhlen mit Matten, Decken und Musik an. (Worauf es bei einer guten Yogapraxis ankommt, lesen Sie in Teil 5.)

Pranayama

Pranayama kommt von „Prana" (Lebenskraft) und „yama" (Kontrolle bzw. Disziplin). Prana ist Lebensenergie, die in Form von Strömungen in Chakren und Nadis im energetischen Körper zirkuliert (Seite 45). Sie durchfließt sowohl den Körper als auch das gesamte Universum. Über den Atem nehmen Sie Prana wie Sauerstoff auf. Je mehr Sie davon in Ihrem Blut bzw. System anreichern, desto gesünder und vitaler sind Sie. Meist unterschätzen wir, welche Energie uns zur Verfügung steht, um die Aufgaben des Lebens zu bewältigen. Stellen Sie sich mal vor, die ganze Kraft, die Sie in Panikattacken freisetzen, würden Sie für Lebensziele nutzen. *Unvorstellbar!* Auf der Ebene des Pranayama lernen Sie, die Lebenskraft bewusst wahrzunehmen und zu kanalisieren. Der Geist und der Atem gehören unmittelbar zusammen. Sie sind untrennbar miteinander verbunden. Ist der Atem unruhig, so ist es auch der Geist. Ist der Geist ruhig und klar, so ist es auch der Atem. Beruhigen wir also unseren Atem, so beruhigen wir auch immer unseren Geist.

„Die stetige Praxis von Pranayama verringert Blockaden im Geist, die uns an einer klaren Wahrnehmung hindern", sagt Patanjali, Yoga-Sutra 2.52. Wer keinen Sauerstoff im Blut hat, denkt schlecht, wer im Prana schwimmt, strahlt.

Pratyahara

Pratyahara heißt: „erweitertes Ablehnen der Dinge, die unnötig sind". Das bedeutet, dass Sie Ihre Sinne zurückziehen von den Objekten oder Reizen, die Sie anlocken.

Sinne nehmen normalerweise Umgebung wahr – sie sehen, hören, riechen, spüren und schmecken. Der aufnehmende Sinn ist direkt mit dem Geist gekoppelt, indem eine Sinneswahrnehmung als Reiz für das Einschalten einer Mentaldatei dient (Seite 41).

Pratyahara übt, diese Verbindung willentlich zu trennen, sodass Sie für Ihr Inneres unabgelenkt ein Gefühl entwickeln können. Ihre gesamte Aufmerksamkeit richtet sich von den Sinnen weg hin zu Ihrem Kern. Sie ruhen ganz im Inneren. Ein schönes Beispiel dafür sind Babys, die einfach überall einschlafen können; sie ziehen sich in sich selbst zurück, trotz Festival oder Baustelle.

An diesem Punkt ist der Prozess der Wahrheitsfindung induktiv. Das heißt, Sie leiten aus eigenem Erleben und Beobachten logisch allgemeine Prinzipien ab. Mithilfe Ihrer Intelligenz versuchen Sie, der Wahrheit durch Schlussfolgerung auf den Grund zu gehen. Dies geschieht durch Ausschlussverfahren: Weil Sie die direkte Wahrheit nicht kennen, nähe- ren Sie sich ihr, indem Sie ausklammern, was Sie als unwahr erkennen. Mit anderen Worten: Selbst wenn Sie noch nicht wissen, wer oder was Sie sind, ziehen Sie Ihre Sinne von dem zurück, was Sie *nicht* sind, mit dem Ziel, irgendwann alles Nicht-Wahre ausgesiebt zu haben. Es geht darum, sich nicht mehr von äußeren Reizen beeinflussen zu lassen und ganz in sich zu ruhen, nicht darum, blind und taub zu werden. Lassen Sie sich nicht ablenken von Hunger, Durst, Warnblinklichtern, Pop-up-Fenstern oder Pop-up-Stores. Bestätigen Sie, dass es diese gibt, und übersehen Sie sie anschließend, denn sie gehen Sie nichts an und erzwingen keine Handlungsnotwendigkeit. Alles, was Sie nicht sind, geht Sie nichts an. Sie haben zwar großen Hunger, aber werden ihn aushalten, bis Sie Gelegenheit zu einer hochwertigen Mahlzeit haben – ganz ohne schlechte Laune oder schnelle Snacks. Da sind zwar Schnäppchenrabatte, aber Sie müssen nicht zuschlagen. Sie haben zwar Panik, aber Sie können trotzdem zum Sport oder der Familienfeier gehen. Registrieren Sie diese Wahrnehmungen, aber nehmen Sie sie nicht zu ernst. Sie sind da, aber sie sind nicht Sie. Sie sind eine Person, die selbst den Fokus setzt und entsprechend handelt.

Dharana

Dermaßen gerüstet durch Erkenntnisse, was Sie alles nicht sind, und davon nicht mehr abgelenkt, haben Sie jetzt Kapazitäten, sich auf das zu konzentrieren, was Sie anstreben. Dharana ist Konzentration unseres Geistes auf einen Punkt unserer Wahl. Das ist die Vorstufe zur Meditation, bei der alle Gedanken ruhen. Beim Dharana konzentriert sich der Yogi auf einen einzigen Punkt und beschäftigt seinen Geist durch diese Übung. Wenn Sie sehr intensiv lesen, studieren, Auto fahren etc., entsteht ein Flow, ein Aufgehen nur in dieser Tätigkeit, in der Sache. Sie können nicht sagen, wie viel Zeit vergangen ist; in Ihrem Wahrnehmungsraum gibt es nur diese Aktivität. Zu Beginn möchte der Geist gerne auch an etwas anderes denken und Gedanken wuseln herum oder Sie werden müde oder träge. Doch dann rufen Sie sich zurück, wenn Sie es merken, und konzentrieren sich wieder. Es geht nicht um ein Tagträumen mit offenen oder geschlossenen Augen. Dharana bedeutet, Aufmerksamkeit willentlich zu bündeln, und fokussiert so lange, wie Sie es wollen, am Platz zu halten. Sie folgen nicht dem, was Sie anspringt und gern wahrgenommen werden will, sondern bleiben bei dem, was Sie sehen wollen und selbst erschaffen. Langsam, aber sicher hören Beeinflussungen auf, Ihr Leben zu kontrollieren, und Ihr Geist liefert Ihnen nur dann Stichworte, wenn Sie darum bitten (Seite 40). Jemand, der Dharana erreicht hat, nimmt nichts wahr außer das, was er sehen will.

Dhyana

Mit den vorherigen Übungen wurde Ihr Geist mehr und mehr auf die eigentliche Praxis der Meditation, Dhyana, vorbereitet. Ihr Geist geht über Ihren Konzentrationspunkt hinein in die Versenkung. Das Denken kommt gänzlich zur Ruhe. Wenn Sie sich diesem Zustand nähern, lassen Sie sich weder von Umweltreizen, körperlichen Bedürfnissen oder inneren Bildern, Ideen oder Gedanken stören, weil Sie ihnen schlichtweg keine Aufmerksamkeit schenken. Ihre Vertiefung in der Meditation wird so stark, dass Sie nichts anderes mehr wahrnehmen außer Freude und Ruhe. Sie spüren friedliche Glückseligkeit. Das klingt vielleicht kitschig, aber es ist die Wahrheit. Während Sie bei Dharana Ihre Aufmerksamkeit voll auf ein Objekt richteten, also zum Beispiel nur auf die Kerzenflamme und nichts anderes, haben Sie bei Dhyana das unlimitierte Gefühl, die Kerzenflamme auch zu sein. Sie sind voll eingestimmt mit ihr und schwingen in der gleichen Wellenlänge. Dieses transzendente Gefühl des Einsseins mit allem, auf das Sie sich einstimmen, macht Meditation so heilsam und schön. Sie sind überall zu Hause und voll im Einklang.

Samadhi

Der achte Arm des Oktopus kombiniert all diese Übungen zum Zustand des Samadhi, der Versenkung, Sammlung, dem Aufgehen im Allsein. Die Unterscheidung zwischen der äußeren und der inneren Welt löst sich auf. Sie erkennen Ihren Ursprung als gute Idee des Allseins und spüren, dass Sie nicht nur eins sind mit der Kerze, sondern eins sind mit allem, und zwar einerseits ein Ichbewusstsein, aber andererseits auch ein Teil des unendlichen Bewusstseins sind. Laut Patanjali erkennen Sie auf dieser Stufe, dass Sie Gott sind und Gott Sie ist. Im Samadhi zu sein bedeutet, ein geistiges Gleichgewicht gefunden zu haben, wo Sie so gelassen sind, dass Sie Leid und Freude zwar fühlen, aber Sie dies tief innen nicht tangiert. Wie Ihnen kein Wetter etwas anhaben kann, wenn Sie frisch verliebt sind, so ist Samadhi die Erfahrung, dass Sie als Sein ewig und glücklich sind, solange Sie nichts zu ernst oder persönlich nehmen. Sie wissen: Alles wird eins. Alles ist am Ende gut, und was nicht gut ist, ist noch nicht das Ende. Das hört sich abgehoben und logisch schwer nachvollziehbar an und ist es auch. Ein Gefühl kann man nicht denken, man kann es nur fühlen. Aber wenn Hunderttausende Menschen in vielen tausend Jahren durch die gleichen geistigen Übungen genau diese unbeschwerte Lebensfreude erleben, muss was dran sein.

Acht Arme für ein Halleluja: Freude statt Angst

Wenn Sie also ethische Verhaltensregeln im Umgang mit sich und anderen und mit beharrlicher körperlicher, energetischer und geistiger Schulung kombinieren, steht Ihnen nichts mehr im Wege; am Ende empfinden Sie Freude statt Angst. Das sind gute Argumente, um Yoga trotz der möglicherweise „esoterisch“ erscheinenden Prinzipien und der verlangten Disziplin als ganzheitlichen Weg mit allen acht Armen zu versuchen. Aber auch, wenn Sie sich nicht zum Oktopus transformieren, befinden Sie sich in bester Gesellschaft: Die meisten Yogis der heutigen Zeit haben sich damit nie tiefer auseinandergesetzt und leben trotzdem zufrieden.

TEIL 2 | GRUNDLAGEN FÜR GLÜCK UND GESUNDHEIT

Der Mensch: die Zwiebel Gottes

Ein Herz und eine Seele

Sie wissen aus eigener Erfahrung, dass Körper und Geist eine Einheit bilden. Dieses Zusammenspiel wird *Psychosomatik* genannt. Verliebtheit löst Herzrasen und Bauchflattern aus, eine Erkältung oder ein Kater traurige oder missmutige Lebensgedanken. *Psyche* (Geist, mentale Ebene, Verstand) und *Soma* (Körper) bilden eine Lebenseinheit, die untrennbar miteinander agiert und reagiert, also gemeinsam vital, munter und lebenslustig, aber auch müde, regenerationsbedürftig oder krank ist. Körper und Geist sind also im wahrsten Sinne des Wortes ein Herz und eine Seele.

Wie viele sind ich und wer weiß es?

Herz und Seele reichen allein nicht aus, um das komplexe Phänomen Mensch zu erfassen.

Die klassischen westlichen Systeme zur Beschreibung des Menschen sind die Medizin für das Körperliche und die Philosophie bzw. Psychologie für das Psychisch-Geistige. Beide sind einige Tausend Jahre alt und waren meist friedlich verbunden. Die Medizin blieb sich trotz düsterer Phasen mehr oder weniger treu und entwickelte sich zu unserem heutigen wissenschaftlich fundierten und dankenswert effizienten Versorgungssystem. Niemand stirbt mehr an Dosenwurst und Schwangerschaft.

Die Philosophie wurde im 18. Jahrhundert durch Psychiatrie und Psychologie zunächst nur ergänzt. Mittlerweile haben Therapie und Psychopharmaka sie als Weg zu Persönlichkeitsentwicklung und Lebensfreude weitgehend ersetzt. Die Psychologie steckt also im Vergleich zur Medizin in den

Kinderschuhen. Das ist ein möglicher Grund für die oft neurowissenschaftlich-experimentelle Forschung und das verhaltens- und kognitionsorientierte Vorgehen, das Energie oder Spiritualität weniger einbezieht. Was wiederum begründet, warum immer mehr Menschen Interesse für ganzheitliche Systeme entwickeln und moderne Therapeuten entsprechende Behandlungen anbieten.

Auch der Osten untersucht seit Jahrtausenden Gesundheit und Glückseligkeit. Ayurveda, wörtlich übersetzt „Wissenschaft des Lebens", ist ein körperlich-energetisches Gesundheitssystem, Yoga eine spirituell-philosophische Lehre. Ganzheitliche Lebensgestaltung, Meditation, Askese und bestimmte körperliche Übungen sollen zum Erkennen des eigenen wahren Seins im kosmisch-göttlichen Allsein und dadurch zu körperlicher Gesundheit und spiritueller Glückseligkeit führen. Beide Systeme berücksichtigen jeweils die gleichen Prinzipien des anderen, wobei konsequente, tägliche praktische Anwendungen unterschiedlicher Elemente wichtig sind.

Alle vorgestellten Disziplinen, östlich wie westlich, erstreben also die körperliche und geistige Gesundheit von Leib, Seele und Geist. Sie verwenden aber verschiedene, unklar definierte Begriffe und Weltanschauungen. Die folgenden Aussagen beleuchten die Existenzebenen des Menschen und deren Interaktion. Vorgestellt werden diejenigen Komponenten biologischer, energetischer und spiritueller Anatomie des westlichen und östlichen Systems, die sowohl interdisziplinär nachweisbar als auch individuell erlebbar sind. Beachten Sie dabei, dass ein Modell die Realität nie exakt nachbilden kann.

Psychologie verwendet „Bewusstsein" gern als Synonym für „Psyche", „Kognition" oder „Geist" beziehungsweise „geistige/kognitive Fähigkeiten und Prozesse" wie Gedächtnis, Gedächtnissysteme oder Verarbeitungsprozesse, Intelligenz, Wahrnehmung und Aufmerksamkeit. Diese sind sehr zahlreich und funktional unterschiedlich. Deswegen finden Sie hier eine sehr differenzierte Sichtweise, erst im Schnelldurchlauf, dann noch mal im Detail. Prinzipien aus yogischer und ayurvedischer Philosophie, westlicher Psychologie und Medizin sowie Erkenntnisse aus Mentalcoaching* fließen zusammen. Wenn Sie Verständnisschwierigkeiten haben, lesen Sie es sich stumm oder laut vor. Da es um philosophische und existentielle Phänomene und Probleme geht, müssen Sie möglicherweise etwas Mühe aufwenden und mitdenken. Dafür wissen Sie hinterher, was und wie und wer Sie sind und wie Angststörungen entstehen.

Schichten im Schnelldurchlauf

Wer „ich" sagt, meint eigentlich ein Kollektiv aus fünf Komponenten. Um direkt mit der philosophischen Yogatür in Ihr Weltbildhaus zu fallen: Es gibt ein **Allbewusstsein (Brahman)**, eine spirituelle Entität. Dieses beschließt, dass sich etwas tun möge, es werde zum Beispiel Licht. Das haben wir heutzutage bereits, daher werde Leben. Und so entsteht als erste Komponente des Menschen ein **Bewusstsein (Atman)**. Sie sind kein Körper, Sie *haben* einen. Sie haben kein Bewusstsein, Sie *sind* eins. Damit sind Sie eins mit allem. Ihre Mentalenergie, also Aufmerksamkeit, Willenskraft etc.,

* Mehr zu MindWalking steht in der Einleitung.

ist potentiell unbegrenzt und für Sie selbst und andere als Feld wahrnehmbar; so wie Energie als Wärme oder Licht auch spürbar wird. Also haben Sie als zweite Komponente ein mentalenergetisches Feld, einen **Energiekörper**. Je nachdem, wie viel Mentalenergie Sie gerade aktivieren, ist er groß oder klein. Sie richten Ihre Aufmerksamkeit auf Absichten und Ziele, Erinnerungen und Vorstellungen, Wesen und Dinge.

Dadurch eröffnen Sie einen Wahrnehmungsraum. Wo Sie keine Aufmerksamkeit haben, können Sie nichts wahrnehmen.

Abhängig davon, wie Ihre Haltung zum wahrgenommenen Bezugspunkt ist, ob Sie ihn also annehmen, ablehnen oder davor wegrennen, schwingt Ihr Wahrnehmungsraum unterschiedlich laut und leise beziehungsweise hoch und tief. Das sind Ihre Emotionen, denn Emotionen sind Schwingungen. Deswegen sind Wahrnehmungsräume immer Resonanzräume und Sie können gut oder schlecht gestimmt sein, sich auf andere einstimmen oder *good vibes and bad vibes* spüren. Die Fähigkeiten, die Sie als Bewusstsein haben, sind Erinnern, Nacherleben, Träumen, Vorstellen, Denken, Planen, Abstrahieren etc. Alle gemeinsam ergeben Ihren **Geist**, der ist sozusagen Ihr Set an potentiellen geistigen Fähigkeiten. Damit greifen Sie auf Ihre Mentaldateien mit gespeicherten Erinnerungen und **Wissen** zurück. Diesen Geist müssen Sie achtsam und sinnvoll einsetzen, damit nicht Tagträume Sie übermannen oder Ihr Denken verkümmert. Gut geölt und gepflegt ist es das mächtigste Werkzeug des Universums.

Jetzt sind Sie aber als Bewusstsein und mentaler Energiekörper ziemlich transparent und zu dünnflüssig, um im materiellen Alltag etwas zu bewirken. Deswegen sind Sie schlau und beziehen Quartier in einem handfesten, geeigneten Bioroboter: Ihrem Menschenkörper. Sie sind der Benutzer, der User, und Ihr Energiekörper ist Ihre Remote-Desktop-Verbindung oder Ihre Fernbedienung. Dieser Körper besteht aus Hardware, nämlich **biologischer Zellmasse**, sozusagen Fleisch und Blut, die 5. Komponente. Diese Zellmasse produziert bei der Arbeit Bioelektrizität, messbar zum Beispiel als Hirnwellen, und erzeugt so ein **bioelektrisches Feld**, Komponente Nummer vier. Das ist der Strom. Beide Komponenten ergeben den **Leib**. Den betreibt sorgsam und unermüdlich eine denkende, fühlende, intelligente Software, ein vitalenergetisches Feld, die grandiose Komponente Nummer drei. Viren, Bakterien, Pilze, Pflanzen und Tiere sind organische Körperbehälter mit einem vitalenergetischen Feld, welches sie managt. Kein Tierfreund würde sein Knuddelviech jemals ein „Feld" nennen, sondern ein liebes Wesen mit Charakter. Deswegen heißt es **Vitalwesen.** Diese treue **Seele** managt alle Lebensfunktionen: Gesundheit, Wachstum, Fortpflanzung, spielen, schlafen, kuscheln und essen. Wer einen Hund hat, kennt das. *Newsflash:* Sie sind auch ein Säugetier – wie Ihr Hund. Sie sollten mehr kuscheln und spielen: Das ist die Grundlage des Seins.

Shariras und Koshas

Yogische Philosophie bezeichnet alle Schichten, die den Atman umgeben, je nach Strömung als drei **Shariras** oder fünf **Koshas.** Es existieren unzählige, teilweise sehr blumige oder voneinander abgeschriebene Übersetzungen aus dem Sanskrit. Viele intellektuelle Schriftsteller ohne persönliche Selbsterfahrung behandeln diese Konzepte rein analytisch. Andere sehr „esoterische" Schriftsteller vernachlässigten im Rausch des Gefühls manchmal die Logik.

Wegen dieser Extreme und der Unterschiede der philosophischen Schulen herrschen oft gravierende Missverständnisse. Gerade herangehende Yogis oder Yogalehrer, insbesondere „westliche“, stolpern über diese Vielschichtigkeit. Das Ihnen vorgestellte Fünf-Komponenten-Modell ist dagegen empirisch begründet, beruht auf wenigen, einfachen und trennscharf definierten Teilen und ist klar verständlich. Deswegen folgt dieses Buch dieser Vorlage. Damit Sie die yogischen Begriffe zumindest mal gehört haben und sie auch in Yogakurse oder -literatur einordnen können, folgt hier ein wirklich sehr knapper Überblick.

Sthula Sharira ist der physische Körper, also Biomasse und bioelektrisches Feld, *Sukshma Sharira* ist der astrale Körper, also Vitalwesen und Energiekörper, und *Karana Sharira*, der kausale Körper, meint den Geist und das Wissen. Die fünf Hüllen sind *Anamaya Kosha*, die grobe Hülle, also biologisch; *Pranamaya Kosha*, eher das Vitalwesen; *Manomaya Kosha*, die Gefühlshülle, manchmal auch Gefühlskörper, was dem emotionalen Wahrnehmungsraum beziehungsweise Energiekörper entspricht; *Vijnanamaya Kosha*, die Geisthülle, also die abstrakteren Fähigkeiten des Geistes mit Erinnern, Denken, Wünschen, Vorstellen; *Anandamaya Kosha*, die Wonnehülle, bezieht sich mehr auf die „fröhlichen“ Aspekte des Geistes und emotionale Empfindungen wie Träumen oder Einstimmung auf schöne Dinge.

Psychosomatik = Luftballon + Musik

Resonanzgesetz

Die Interaktion zwischen Körper, bioelektrischem Feld, Vitalwesen und Energiekörper bzw. Ihrem Wahrnehmungsraum funktioniert über *Resonanz*. Resonanz ist ein physikalisches Prinzip und bedeutet, dass ein schwingfähiges System, wenn es einer entsprechenden Einwirkung unterliegt, mitschwingt. Dabei bringt eine anregende Frequenz, z.B. der Klang des hohen C, dieses System, also einen Resonanzraum wie z.B. ein Glas, durch mehrfache, periodische Anregung oder eine maximale Anregung zum Mitschwingen. Resonanzen werden benutzt, um z.B. bei Lautsprechern bestimmte Töne herauszufiltern oder zu verstärken. Ist Resonanz möglich, aber nicht gewünscht, muss die eigene Frequenz verändert oder der Anreger gemieden werden. Nicht alle Dinge gehen in Resonanz, denn manche können nicht gut schwingen, andere teilen kein Frequenzspektrum und liegen einfach nicht auf einer Wellenlänge. Im Falle der ansteigenden Resonanz übernimmt und speichert das mitschwingende System bei jeder Schwingung Energie. Damit das Glas nun beim brillanten hohen C nicht platzt, also der Anreger im mitschwingenden System keine Resonanzkatastrophe auslöst, muss das mitschwingende System entweder seine Dämpfung oder seine Eigenschwingung erhöhen, dann geraten beide Schwingungen wieder aus dem Takt. Wäre das Glas also dicker oder würde selbst von sich ausschwingen, wäre es nicht mehr mit dem hohen C synchron.

Wenn also die Amplitude konstant bleibt und die Schwingungsfrequenz mit der Anregungsfrequenz übereinstimmt, summen beide Beteiligten im Einklang. Jede weitere zugeführte Energie wird dann aufgezehrt. Nach Abschalten der Anregung kommt das mitschwingende System in ausklingender Eigenfrequenz allmählich zur Ruhe.

Ballonmodell

So wie größere Musikinstrumente kleinere zum Mitschwingen bringen oder Smartphones ihre Frequenzen synchronisieren können, wirkt das Vitalwesen als vitalenergetisches Feld auf das bioelektrische Feld der Zellen. Die Resonanz setzt sich über die Gene in den physischen Körper hinein fort, wie mittlerweile durch die Epigenetik bekannt ist. Die vitalenergetische Software wirkt über elektrische

Impulse auf die biologische Hardware. Das klingt *magic*, ist aber so. Sie als Bewusstsein möchten mit der Welt interagieren, dafür produzieren Sie mentale Energie in Form von Aufmerksamkeit und teilen so Ihre Absichten dem Vitalwesen mit, quasi mit mentalenergetischer Fernbedienung.

Stellen Sie sich vier mit Wasser gefüllte Luftballons vor, die ineinanderstecken. Wenn einer davon wabbelt, überträgt es sich auf die anderen und am Ende wabbeln alle. Die drei Komponenten Körper, bioelektrisches Feld und Vitalwesen können auch ohne Energiekörper und reflektierendes Ichbewusstsein prima leben.

Sie, also Ihr Bewusstsein, Ihr geistiges Wesen, existieren unabhängig von ihnen. Sie sind reines Sein, reines Bewusstsein außerhalb von Materie, Energie, Raum und Zeit. Sie selbst sind kein Luftballon, sondern derjenige, der den äußersten der vier Luftballons anstupst, also den Energiekörper. So einfach funktioniert Psychosomatik, das Zusammenspiel aus Psyche und Körper.

Freud und Leid, egal auf welcher Ebene, beeinflussen daher notwendigerweise auch immer die anderen Ebenen. Wenn Sie sich den Zeh stoßen, reagieren unzweifelhaft Ihre Zellen dort mit einer Schmerzmeldung. Jede Zellaktivität erzeugt bioelektrischen Strom, der wiederum wirkt auf das vitalenergetische Feld, das wiederum reagiert beleidigt und wütend, weil Sie nicht aufgepasst haben; Ihr mentalenergetisches Feld, also Ihr Energiekörper, geht in Resonanz mit Wut; Sie reagieren entsprechend und fluchen: „Scheiß Bettkante!!!“. Dabei sind Sie eigentlich selber schuld. Andersrum funktioniert es natürlich ebenfalls. Sie bekommen eine Gehaltserhöhung, sind blendend guter Laune, und Ihre Ausstrahlung, Ihr mentalenergetisches Feld, schwirrt vor Lebensfreude beim Gedanken an den möglichen Urlaub. Ihr Vitalwesen geht in volle Resonanz, schwingt heiter mit und produziert über das Anschwingen entsprechender Hirnfrequenzen mehr Glückshormone. Sie sind super drauf, fühlen sich grenzenlos, nehmen heute Ihrem Körper selbst die paar Kilo zu viel nicht krumm und gönnen sich sogar ein Eis. Später packt sie doch das schlechte Gewissen: Wie können Sie im Urlaub schlank sein, wenn Sie Süßes essen? Blöder Körper, was muss er auch Fett ansetzen! Sie grummeln, Ihr Vitalwesen hört den Befehl und grummelt mit, Ihr Bauch als letzte Instanz schmerzt. Zum Glück hab ich Bauchweh, denken Sie, jetzt esse ich erst mal keine Süßigkeiten mehr! Zack: Die gute Stimmung ist wieder da.

Homöostase

Das Gesetz der Homöostase besagt, dass ein Organismus die Balance seiner Systeme anstrebt, um sein Leistungsvermögen zu erhalten. Die Aufrechterhaltung eines Milieus, Systems oder einer Struktur mit Hilfe einer selbstregulierenden Rückkopplung wird auch in der Psychologie oder Soziologie Homöostase genannt. Damit äußere Einflüsse und innere Entwicklungen kein Ungleichgewicht schaffen, entwickelt der Organismus Regulierungsmethoden, zum Beispiel über Körpertemperatur oder Hormonhaushalt, was durch Sensoren überprüft und reguliert wird. Die Regulation erfolgt unterschiedlich: durch einfache Anpassung, z.B. eine Bewegung, erworbene Gewohnheiten, wie tägliches Trainieren am Morgen, oder durch bewusste Willenshandlungen wie Nahrungsaufnahme. Alle Maßnahmen gleichen einen Mangel oder Überschuss aus, der der Regel, Gewohnheit oder Norm der Homöostase entspricht, welche für das körperliche, energetische und psychische Wohl und Stabilität entscheidend ist.

Körper und Vitalwesen sind richtige Gewohnheitstierchen. Nach einem ungewohnten, neuen Training sterben Sie nicht, aber bekommen Muskelkater. Ihr Vitalwesen will seinen gewohnten Sport. Wenn Ihre Körpertemperatur ein paar Grad unter 37 Grad liegt, können Sie auch daran sterben. Vitalenergetische Homöostase hat einen größeren Spielraum als biologische. Obwohl auch psychische Konsistenz wichtig ist, mag der Mensch ein gutes Maß an Abwechslung. Er will kontinuierlich wachsen und lernen und durchbricht immer wieder den homöostatischen Zustand. Er begibt sich in ein Ungleichgewicht, das erst mit dem Erreichen des angestrebten Ziels wieder in einen harmonischen Zustand überführt wird. Die Gewöhnung an eine Änderung schafft dann einen neuen Wohlfühlpunkt und das System pendelt stabil drum herum.

Yoga = Akzeptanz + Gelassenheit

Sie sind verantwortlich für Ihre emotionale Balance. Ihr Vitalwesen und Körper schwingen mit. Das gilt auch für eine Angst- oder Panikstörung. Dafür kann es unterschiedliche Auslöser und Ursachen geben (Seite 73). Aber sie sind ähnlich wie vorhin die paar Kilo zu viel: Ihre Haltung dazu entscheidet. Wenn Sie die Panik und oder sich selbst *manchmal* akzeptieren können, könnten Sie sich auch *immer* akzeptieren. Das erfordert nur viel Achtsamkeit, konsequente Arbeit und Geduld. Das ist Yoga.

Manchem mögen diese Konzepte bereits zur Genüge bekannt sein, für diejenigen ist eine kurze Auffrischung ausreichend. Andere machen sich eventuell gerade erst mit diesen Begriffen vertraut und brauchen eine ausführlichere Erläuterung. Yoga ist kein Workout und keine Dehnübung, auch keine Atemübung oder Meditation. Yoga ist ein dreidimensionales spirituelles Konzept zum Erkennen des eigenen, wahrhaftigen Seins und Lebenssinns. Viele Dinge tauchen daher mehrfach auf, weil die Konzepte und Gedanken für einige neu sein mögen.*

* Falls Sie sich beim Lesen langweilen, atmen Sie tief durch. Das Leben ist manchmal eben langweilig.

Im Yoga geht es dauernd um **Akzeptanz, Gelassenheit und Annehmen**. Na toll, denken Sie sich jetzt vielleicht: Wie soll ich Panikstörungen akzeptieren und gleichzeitig daran arbeiten? Ist das kein Widerspruch? Außerdem akzeptieren Sie ja alles Mögliche und gönnen prinzipiell allen irgendwie individuelles Glück. Nur halt nichts, was Ihnen schadet, anders ist, als Sie es gern hätten, was dumm, laut, nervig oder geschmacklos ist oder Ihnen Geld, Job, Gesundheit oder Familie wegnimmt. Sie können sich immerhin nicht alles gefallen lassen. Außerdem, bedeutet ständig gelassen zu sein nicht auch, nichts mehr zu fühlen?

Akzeptanzvermögen und Gelassenheit sind Lebenshaltungen, die nach wie vor emotional schwingen und auch klare Ablehnung, Widerspruch oder Änderung von Unerwünschtem beinhalten. Wie der Begriff andeutet: Akzeptanz ist ein Vermögen, ein Guthaben, also ein Potential, das Sie einsetzen können, um Ihr Leben selbstbestimmt und achtsam zu führen. Es ist das geistige Vermögen, wie akzeptierend und gelassen Sie mit Lebenssituationen, Reizen und Emotionen umgehen können.

Stellen Sie sich vor, Ihr Wahrnehmungsraum ist so groß wie eine Blechdose und jemand steckt einen Knallfrosch in Sie hinein. BÄÄÄÄMM!!! Der Knallfrosch fetzt. Ihre Gelassenheit ist entsprechend Ihrer Größe gering. Sie haben Angst, weil er so vernichtend knallt. Sie zittern ewig. Oder Sie sind wütend auf den Knallfrosch, der in Ihr Sein reinplatzt und Ihre Aufmerksamkeit an sich reißt. Oder Sie kreischen vor Vergnügen, weil es schön bunt explodiert und Sie ausfüllt.

Sie gehen und bleiben voll und sofort in Resonanz, Ihr ganzes Denken dreht sich um den Frosch und Ihre Emotionen. Das beherrscht Ihren Raum und bringt Sie an die Grenze. Sie sind eine Resonanzkatastrophe (Seite 29).

Jetzt sind Sie so groß wie ein Fass. Bumm, macht der Knallfrosch. Huuuuuh, erschrecken Sie sich. Maaaaaaaann, sind Sie genervt. Uuuiiiiii, freuen Sie sich. Sie können das abtun, aber auseinandersetzen müssen Sie sich schon damit. Sie bestimmen, aber reagieren noch unmittelbar und emotional, Reize haben deutlich Einfluss. Sie sind Resonanzraum.

Nun haben Sie einen Wahrnehmungsraum wie eine Kathedrale. Pfffff summt der Knallfrosch. Oooooh nanu, denken Sie, putzig, warum der wohl da so rumhopst? Was der will? Sie bestimmen voll über Ihren Raum, Ihre Emotion und Ihre Reaktion. Sie schauen erst mal, was da kommt. Selbst eine negative Absicht könnte Sie wohl verstimmen, aber nur kurzfristig und unbedeutend. Sie sind ein ausschließlich selbstbestimmt mitschwingendes System.

Erinnern wir uns an das Kapitel Resonanzgesetz (Seite 29): *„Ist Resonanz möglich, aber nicht gewünscht, muss die eigene Frequenz verändert oder der Anreger gemieden werden. Damit der Anreger im mitschwingenden System keine Resonanzkatastrophe auslöst, muss das System seine Dämpfung oder Eigenschwingung erhöhen oder den Energiefluss immer wieder umkehren“:* Sie können nicht immer alle negativen Auslöser vermeiden, selbst wenn Sie sich einigeln. Auch Gedanken sind Knallfrösche. Sie müssen also Ihre Frequenz, Ihre Schwingung erhöhen. Wenn Sie hoch und weit schwingen, passen auch niedrige und kleine Frequenzen in Sie hinein. Sie können also fühlen, auch mitfühlen. Wenn Sie die Dämpfung erhöhen, sich also selbst zur niedrigsten und kleinsten Schwingung machen, stumpfen Sie ab, gepanzert bis zur Bewegungslosigkeit, und fühlen nichts. Doch selbst der dickste Panzer kann geknackt werden. Ihr Akzeptanzvermögen ist Ihre Grenze für das, was Sie gelassen und bequem aushalten, was in Sie hineinpasst, Sie verkraften können und in Ihnen verhallen kann. Ihr Wahrnehmungsraum ist nur begrenzt durch die Koordinaten, mit denen Sie ihn abstecken, durch die Gesetze, die in Ihrem Universum gelten. Das Leben bietet Knallfrösche. Ihre Grundgelassenheit entscheidet, ob es fetzt oder flüstert. Selbst wenn es fetzt, können Sie aushalten, dass es so ist, und wissen, dass es sich ändern wird.

„Nach Abschalten der Anregung kommt das mitschwingende System in ausklingender Eigenfrequenz allmählich zur Ruhe.“ Wenn Sie trotz hoher Eigenfrequenz mitgeschwungen haben, werden Sie in sich ruhen und zu sich zurückfinden; das ist eine Fähigkeit, die Sie trainieren können. Das ist das Ziel des Yoga: Ihren Akzeptanzraum so groß zu machen, dass das ganze Universum und alles darin hineinpasst. Ein großes Ziel! Für den Anfang ist es hilfreich, wenn Sie gelassen annehmen, dass jemand Ihre Geschirrspülmaschine anders einräumt oder schlechter Auto fährt als Sie.

Zwiebelschichten in Zeitlupe

Die Schichten im Schnelldurchlauf reichen vielleicht zum Verständnis, wenn jemand sich bereits länger mit Yoga oder Spiritualität auseinandersetzt oder sowieso nicht daran glaubt. Vielleicht lesen Sie sich aber gerade erst ein, möchten einen Skeptiker überzeugen oder einfach richtig staunen, wie unfassbar vielschichtig Leben doch ist.

Allsein (Brahman)

Der Begriff Spiritualität kommt von spiritus, lateinisch für Geist.

Spiritualität bezieht sich nicht auf Gottesgläubigkeit nach einer Konfession oder Religion, sondern allgemein auf das Anerkennen oder den Glauben an eine höhere geistige, also spirituelle Entität. Es geht um ein Allsein, das über der durch Nachdenken und Logik erfahrbaren Auffassung steht und eine Wirksamkeit hat. Yoga geht von einer solchen unsterblichen, transzendenten, spirituellen, also geistigen Entität aus. Sie steht jenseits des individuellen Bewusstseins und ist der Ausgang jedes einzelnen Bewusstseins. Im Yoga heißt dieses Allsein „Brahman". Das Konzept von Brahman ist anderen Konzepten ähnlich, die eine übergeordnete formlose, spirituelle, schaffende und schöpfende Kraft als Basis aller Existenz annehmen. Umgangssprachlich ist es das, was auch das Christentum und Judentum oder der Sufismus als Gott bezeichnen.

Bewusstsein (Atman)

Das Phänomen „Bewusstsein" löst in Philosophie, Psychologie und Naturwissenschaft Kontroversen aus. In der deutschen Sprache ist es je nach Kontext meist ein „Etwas", nämlich der Umstand des Sich-über-etwas-bewusst-Seins, also ein Bewusst-Sein über etwas im Gegensatz zu einem Sich-nicht-bewusst-Sein über etwas. Umgangssprachlich wird es oft als Wahrnehmungsraum benutzt: „Das dringt mit ins Bewusstsein, muss im Bewusstsein ankommen, dafür habe ich kein Bewusstsein." Manchmal ist auch eigentlich der Geist gemeint, wenn „sich etwas im Bewusstsein verankert". Yoga meint mit Bewusstsein explizit den Beobachtenden dieser mentalen Zustände und Vorgänge, also den Erlebenden von Gedanken,

Gefühlen, Wahrnehmungen oder Erinnerungen. Bewusstsein meint also einen Jemand, eine Wahrnehmungsposition und kein Etwas.

Eingangs hieß es, **Sie *haben* kein Bewusstsein, Sie *sind* eins**. Und zwar sind Sie ein reflektierender Anteil, eine Kreation und Manifestation des unsterblichen, transzendenten, spirituellen Allseins, des Brahman. Somit sind auch Sie in Reinform, sozusagen als **geistiges Wesen** netto, unendlich und spirituell. Dieser unveränderliche, spirituelle Wesenskern des Menschen heißt im Yoga **Atman.**

Ursprünglich entstehen Sie aufgrund einer guten Idee, die „Gott" gern in der Welt umgesetzt sehen würde. Das Allbewusstsein findet zum Beispiel, es sei Zeit für Weltfrieden oder guten Kaffee.

Also erwacht im unendlichen Ozean ein kleines Ichbewusstsein namens „Weltfriedenstaube" oder „Barista des Brahman" und schält sich zur reflektierten Einheit mit einer ersten, ursprünglichen Identität, also im Wortsinn frisch aus dem Ursprung kommend. Wie ein Wassertropfen im Meer oder ein Sauerstoffteilchen in der Luft sind Sie eigenständig und trotzdem untrennbar in die Allheit eingebunden. Ihr Urauftrag oder Ihr **Dharma** ist die Grundlage Ihres denkenden Bewusstseins. Wie ein Kind sehr stolz ist auf Mamas Auftrag, als „kleiner Einkaufsheld" allein zum Supermarkt zu flitzen, so wuseln Sie in Ihrer Existenz los, um Ihren Job zu erledigen. Dabei vergessen Sie nicht, dass Sie Teil des Ganzen sind, aus dem Sie kommen und mit dem Sie nach getaner Arbeit glückselig wieder verschmelzen wollen. Bisher sind Sie nur ein nulldimensionaler Punkt; Sie existieren bloß und sind immateriell. Um jetzt in der realen Welt, also den Dimensionen Raum, Zeit, Masse und Energie, zu interagieren, müssen Sie aktiv werden. Indem Sie eine Absicht verfolgen, haben Sie ein bestimmtes Konzept im Sinn, zum Beispiel „guten Kaffee", und bringen Willenskraft zur Realisierung auf. Absicht wie auch Willenskraft sind geistige Vorgänge. Dazu brauchen Sie **Mentalenergie**, also **Aufmerksamkeit**.

Energie

Energie ist nicht Nichts, sondern eine wirkende Kraft – wie Wind, Licht oder Wärme. Sie ist kein Neutrum, zwar geruch-, geschmack- und farblos, aber sie besteht in Raum und Zeit. Physikalisch gesehen, ist Energie das Vermögen eines Körpers, Arbeit zu verrichten. Es gibt *potentielle Energie*, also die Energie, die Sie theoretisch zur Verfügung hätten und einsetzen könnten, wenn Sie wollten oder müssten. Und es gibt *kinetische Energie*, also umgesetzte Energie, das messbare oder fühlbar umgesetzte Ergebnis des Potentials, die Manifestation also, wie Wärme, Strahlung und Licht, Bewegung wie Wind oder Spannung wie Strom. **Mentale Energie** ist die Energie, die von einem spirituellen Bewusstsein oder geistigen Wesen, also Ihnen, hergestellt wird. Sie ist spürbar wie jede Energie: Beim Streiten erhitzen sich Gemüter (Wärme), Begeisterungsstürme hauen Sie um (Wind), ein energiegeladener, vitaler Mensch hat Ausstrahlung (Licht), ein erotisch knisternder Blick ist elektrisch (Spannung). Ihre Aufmerksamkeit, Ihr Wahrnehmungsvermögen, Ihre Willenskraft, Ihre Konzentration und Denkleistung bestehen aus mentaler Energie, einzelnen Teilchen, sozusagen energetischem Konfetti, den Mentalquanten. Das sind Aufmerksamkeitsflocken, die Sie zur Wahrnehmung von etwas ausströmen. Mentale, geistige Energie ist Aufmerksamkeit.

Wahrnehmung

Haben Sie schon mal etwas angeschaut, waren in Gedanken woanders und haben es daher eigentlich nicht gesehen? Bei einer Wahrnehmung entscheidet allein Ihre Aufmerksamkeit, nicht die Sinnesorgane. Nur indem Sie Aufmerksamkeit auf einen Bezugspunkt lenken, nehmen Sie ihn in Ihren Wahrnehmungsraum auf. Ein Bezugspunkt kann ein Mensch, ein Tier, eine Pflanze, ein Gegenstand oder eine Handlung sein, auch eine Vorstellung, eine Hoffnung, ein Wissen oder eine Emotion. Ohne Wahrnehmung treten Sie nicht in Beziehung mit etwas oder jemand. Nehmen Sie bewusst etwas wahr, bauen Sie unmittelbar eine Beziehung dazu auf, sei sie nun gut, schlecht oder neutral. Von Moment zu Moment erschaffen Sie Ihren persönlichen Wahrnehmungsraum. Ein bewusster Wahrnehmungsraum entsteht, sobald Sie registrieren, wohin Sie Ihre Aufmerksamkeit lenken oder wovon sie angezogen wird. Halbbewusste Wahrnehmungsräume gibt es beim Tagträumen, bei Gedankenspielen, wenn Sie sich Wonnen, Ängsten oder gedanklichem Treiben hingeben und nur halb zuhören. Die Größe des Raums entspricht der Intensität Ihrer Aufmerksamkeit.

Richten Sie Ihre Aufmerksamkeit auf die Sinne, auf Hören, Sehen, Riechen, Schmecken und Tasten, nehmen Sie Umgebung und Körper, die Außenwelt, wahr. Lenken Sie sie auf Ihre Gefühlswelt, Erinnerungen, Vorstellungsbilder, Zukunftspläne, gedankliche Abwägungen, entsteht eine Beziehung zur Innenwelt. Das kann so kraftvoll sein, dass Sie Ihre äußere Umgebung vergessen, obwohl Sinnesorgane und Nerven alles registrieren und dem Gehirn zuleiten. Bei starker Konzentration auf etwas Inneres sind Sie quasi nicht da; die Außenwahrnehmung reduziert sich auf null. Das gilt für eine Panikattacke genauso wie für intensive Gedanken an das Abendessen: So darin versunken bekommen Sie nicht mit, dass die Ampel grün geworden ist, fahren nicht los – und erschrecken, wenn Sie deswegen angehupt werden.

Aufmerksamkeit

Stärke und Richtung von Aufmerksamkeit entscheiden. Volle Aufmerksamkeit heißt bewusste Wahrnehmung und korrektes Erkennen, schwache Aufmerksamkeit bedeutet schwache Wahrnehmung und reduziertes Erkennen. In beiden Fällen besteht eine mentale Spannung, ein physikalisch zu verstehender Energiefluss, zwischen Ihnen und dem Wahrgenommenen, also innerhalb des Wahrnehmungsraums. Oh, fragen Sie sich, ist das dahinten auf der Wiese eine Katze oder eine Tüte? Sie schauen genauer hin, konzentrieren Wahrnehmungsenergie, die mentalenergetische Spannung steigt und Sie erkennen: eine Tüte! Die Spannung ist verflogen. Beim Erkennen verwandelt sich Unklarheit in Klarheit, Ungewissheit in Gewissheit, Spannung in Entspannung. Entweder sofort oder schrittweise. Wo ist nur Ihr Portemonnaie, eben hatten Sie es doch noch?!? Hohe Spannung. Es muss im Haus sein! Schon weniger Spannung. Im Kopf gehen Sie Ihren Morgen durch: Bad, Kaffeemaschine, Obstschale, zurück ins Bad, noch mal zur Kaffeemaschine… DA liegt Ihr Geld!!! Puuuuh, na dann. Ein Wahrnehmungsvorgang ist beendet, wenn etwas in ausreichendem Maße erkannt wurde, und das hängt vom Interesse des Betrachters ab.

Wenn Sie also etwas nicht genau erkannt haben, aber darüber nachdenken, sich damit beschäftigen, energetisieren Sie die entsprechende Mentaldatei mit Ihrer Mentalenergie, Ihrer Aufmerksamkeit.

Nur so lange allerdings, wie etwas daran für Sie einen Reiz hat. Selbst Ihren ultimativen Lieblingssong hören Sie nur so lange, wie er für Sie noch interessant ist. Das, was Sie im Detail auswendig kennen, was Sie blind wissen, braucht keine Aufmerksamkeit mehr. Ihr Name, Schaltung und Kupplung, Zähneputzen sind selten Gegenstand der Wahrnehmung, weil schlichtweg nichts mehr daran erkennenswert und unklar erscheint. Eine Tüte auf einer Wiese beachten Sie kaum zweimal. Falls sie aber Flügel ausbreitet und krächzend davonfliegt, wird sie wieder interessant.

Vielleicht haben Sie Vorstellungen, Erwartungen oder Schlussfolgerungen über Wahrgenommenes, die auf Vorlieben, Erfahrungen oder Missverständnissen basieren. Diese Unschärfen erkennen Sie nur, wenn Sie durch Zufall darauf stoßen, weil Sie, jemand anderes oder ein Umstand eine Selbstverständlichkeit in Frage stellen. Ergreifen Sie diese Chance, um genau hinzuschauen. Wahrnehmung ist ein Annäherungsprozess an Wahrhaftigkeit. Das Erkennen von Wahrhaftigkeit vollzieht sich schrittweise mit gelegentlichen Irrtümern. Erkennen bedeutet: etwas korrekt wahrnehmen und korrekt in bekannte Kategorien einordnen – eine Weisheit, die der Yogalehrer Patanjali vor einigen Tausend Jahren im Sutra 1.7 notierte: *„Erkenntnis ist korrektes Wissen, basierend auf direkter Wahrnehmung, logischer Schlussfolgerung oder zuverlässigem Zeugnis anderer."* Für Panik heißt das: Irgendetwas wurde so oft nicht voll bewusst oder nicht korrekt wahrgenommen, dass eine Spannung nie aufgelöst wurde und nicht nur leises Unwohlsein, sondern massive Angst daraus erwuchs. Setzen Sie sich also mit Ihren Ängsten auseinander, nehmen Sie sie achtsam und korrekt wahr. Wenn Sie die wahrhaftigen Ursachen erkennen, verfliegt die emotionale Spannung (Seite 38).

Der Energiekörper

Als reines Bewusstsein vermag ein geistiges Wesen eigene Gedanken zu verfassen und die anderer zu erfassen. Sie haben eine Idee oder verstehen das Konzept hinter einer fremden Idee. Sie verfolgen Absichten, haben Gedanken und erkennen andere Absichten und Gedanken. Ausschließlich durch seine Gedanken und seine Mentalenergie wirkt ein Bewusstsein in die aus Materie, Energie, Raum und Zeit bestehende Welt hinein. Es selbst steht außerhalb von Materie, Energie, Raum und Zeit. Mit anderen Worten: Sie sind nulldimensional, aber Ihr Aufmerksamkeitskonfetti ist ein Feld in Raum und Zeit. Ihr Wahrnehmungsraum ist ein für andere wahrnehmbares Energiegebilde und so eine Kommunikationsplattform.

Indem Sie Ihre Aufmerksamkeit auf ausgewählte Bezugspunkte platzieren, entstehen sowohl Wahrnehmung wie auch Kommunikation.

Um einen Vergleich zu bemühen: Das Bewusstsein ist sozusagen der Spieler am Computer und der Energiekörper sein Avatar, also sein Spielcharakter oder sein Männchen. Es verfügt darüber innerhalb des Spiels, existiert selbst aber unabhängig vom Spiel. Alle Spieler können sich wie in einem Online-Computerspiel nur über ihre Spielcharaktere wahrnehmen und interagieren.

Jedes geistige Wesen oder Bewusstsein erschafft seine eigene Energie aus sich heraus. Damit entsteht auch für jedes ein charakteristisches Energiegebilde: Ihre Mentalquanten haben sozusagen alle Ihren Daumenabdruck oder Körpergeruch. Wie groß oder klein das Gebilde sein mag, ist situationsabhängig. Ein einziges, winziges Mentalquant reicht prinzipiell, aber das ist wenig, um etwas zu erreichen. Dieses Energiegebilde, diese Kommunikationsplattform, das mentalenergetische Feld, ist der eigentliche Energiekörper. Er sieht aus wie eine Kugel oder eine Wolke oder, wenn Sie einen Menschenkörper bewohnen, formen Sie gewohnheitsgemäß im Lauf der Zeit eine Gestalt mit Armen, Beinen, Kopf und Rumpf. Aufmerksamkeit und Energie entstehen durch Ihre Absicht, Ihren Urauftrag zu erfüllen. Wenn Sie es praktisch finden, dafür Mensch zu sein, ist es nützlich, auch so auszusehen. Diese zweite Komponente wird auch Astralkörper oder -leib genannt, manchmal Seele, manchmal Geist, je nachdem, welches Vokabular eine Denkschule oder Kultur benutzt.

Wenn Sie als Kind wussten, da lauert was unter dem Bett oder im Keller, egal, was Papa sagt; wenn Sie ein Gespenst, einen Poltergeist, Engel oder Dämon sehen; wenn Sie verliebt sind und Ihre neue Partnerin/Ihr neuer Partner leuchtet, aus purem Licht zu bestehen scheint, dann nehmen Sie einen Energiekörper aus Mentalquanten wahr. Die Komponente eins, das Bewusstsein, sind im eigentlichen Sinne *Sie*. Komponente zwei, der Energiekörper, ist nur Ihre Erscheinungsform, die Sie sich schaffen, um in der Welt Ihren Job zu erfüllen. Da entstehen aber die ersten Möglichkeiten der Fehlidentifikation (Seite 78), die eine Hauptursache von Angst- und Panikstörungen sind.

Emotionen: die Schwingung Ihres Raums

Sie haben einen Wahrnehmungsraum, weil Sie Aufmerksamkeit auf einen Bezugspunkt schicken und eine Absicht verfolgen. Ein Bezugspunkt sind Menschen, Tiere, Dinge, auch Tätigkeiten wie Sport oder Arbeit, Meinungen oder Wissen, und natürlich Zukunfts- oder Vergangenheitsbilder. Wenn Sie sich als Barista des Brahman erleben, wird das Bild des idealen Kaffees ein starker Bezugspunkt sein, der des idealen Kuchens dazu vielleicht klein und ein Schnitzel ist Ihnen egal.

Ihre mentale Energie strömt aus Ihnen heraus und ist ein Raum, ein Feld, Ihr Körper. Jeder Raum ist auch ein Resonanzraum, und zwar ein emotionaler. Emotion kommt aus dem lateinischen „ex" (aus, hinaus) und „motio" (Bewegung). Emotionen bewegen sich tatsächlich aus Ihnen heraus als mentale Energie bzw. Aufmerksamkeit in Bezug auf Ihre Haltung gegenüber dem Bezugspunkt. Jede Beziehung bedeutet Gefühle, egal wie viele oder wenige. Sie können nicht nicht fühlen. Alles, was wahrnimmt, fühlt; alles, was lebt, schwingt.

Emotionale Schwingungen um jemanden herum werden oft Ausstrahlung genannt. Im wahrsten Wortsinn strahlen wir aus, was wir empfinden. Ein emphatischer Mensch kann sich darauf voll einstimmen. Grundlage dafür ist wache, bewusste Aufmerksamkeit, also Eingestimmtheit auf das betreffende Wesen, ob Mensch, Tier oder Pflanze. Jede Emotion ist global bei allen Spezies gleich und eindeutig erkennbar an ihrer Frequenz, ihrer Amplitude, ihrer Richtung. Die Frequenz bestimmt die Tonhöhe und die Amplitude die Lautstärke: je höher, schneller, flirrender die Schwingung, desto begeisterter; je tiefer, langsamer, gleichförmiger, desto düsterer. Was die Lautstärke angeht, so können Sie sich lauthals oder still freuen, leise schluchzen oder laut weinen. Die Bewegungsmöglichkeiten zu einem Bezugspunkt sind Hinstreben, Wegstreben und Stau. Zu Erwünschtem streben wir hin: Glück, Gesundheit, Erkenntnissen, Meinungsfreiheit. Von Unerwünschtem hingegen streben wir weg: Enge, Kälte, Zwang, Lärm, Armut, Angst, Panik. Über ein bestimmtes Glück oder eine Frechheit sind wir erstaunt, empört oder geschockt, reißen Mund und Augen auf, atmen ein: Stau. Ist uns ein bestimmter Bezugspunkt gleichgültig, gibt es keinerlei Streben. Emotionen sind also so beständig bzw. wechselhaft wie allgemeines Klima und aktuelles Wetter auf Ihrem persönlichen Planeten.

Ein Vergleich: Sie sind ein ängstlicher und cholerischer Mensch. Ihr allgemeines Klima ist eher frostig und emotional angespannt. Sie picknicken mit Ihrer Freundin, einer unverbesserlichen Frohnatur, und freuen sich prinzipiell, aber befürchten unerwartete Komplikationen. Ihr aktuelles emotionales Wetter ist durchwachsen: mild und sonnig, aber leichte Wölkchen. Plötzlich kommen Ameisen an den Käse: Ihr Wetter schwillt zornig an. Jetzt kommen Wespen dazu: Ihr Wetter wird zum spürbar ängstlich-kalten Wind. Die Hornisse ist dann nur noch der Funken, der Ihr emotionales Gewitter losbersten lässt, und Sie ergreifen fluchend die Flucht ins Auto. Rückblickend trauern Sie um den verlorenen Tag, grollen Ihrer Freundin, nicht gleich auf Ihre Warnung vor gefährlichen Tieren gehört zu haben, und haben zudem Angst, sie könne nun verärgert sein: drückende, nieselige Schwüle also.

Ein weiterer Vergleich: Sie sind ein gelassener, heiterer Typ – in Ihrer Welt ist das Klima meist frühsommerlich. Sie picknicken mit Ihrem Freund, einem unverbesserlichen Sensibelchen, und freuen sich. Das emotionale Wetter ist sommerlich mild. Plötzlich tauchen Insekten auf. Echte Natur beim Picknick, wie schön! Ihr Wetter wird noch sonniger. Ihr Freund nimmt allerdings überstürzt Reißaus und grummelt während der Rückfahrt vor sich hin. Schade für ihn, schade um das Picknick, aber zu Hause ist es ja auch schön. Ihr Wetter ist frühlingswarm.

Fazit: Sie *haben* Emotionen. Diese basieren auf Ihrer Haltung und Ihrem Akzeptanzvermögen. Eine Emotion, selbst ein übermächtiges Gefühl wie Panik, ist ein Haben, ein Vermögen, über das Sie verfügen können, selbst wenn Sie manchmal Unterstützung dabei benötigen.

Motivation und Frustration

Streben setzt Willenskraft, also mentale Energie voraus. Sie *wollen* dahin oder da weg, da sind Sie sich ganz sicher. Willenskraft im Zusammenhang mit Emotionen ist Motivation: die Bereitschaft, Energie aufzuwenden. Haben Sie viel Aufmerksamkeit auf etwas, ist es wichtig und die Emotionen sind groß und laut. Haben Sie wenig Aufmerksamkeit auf etwas oder ist es Ihnen nicht wichtig, brauchen Sie wenig Energie; da ist keine starke Beziehung.

Angst ist eine der allerstärksten Motivationen. Sie tun alles, um zu entkommen. Nähern Sie sich trotz Widerständen Ihrem Ziel, bleibt Ihre Motivation ungebrochen, Sie sind guten Mutes. Scheinbar unüberwindliche Hürden und schmerzhafte Rückschläge dämpfen die Stimmung: Sie sind missmutig, kleinmütig, schließlich mutlos. Frustration bedeutet aufgegebenes Streben; Ihr Spiel ist aus. Frustration ist das Erleben von Vergeblichkeit. Je stärker und andauernder die Widerstände, desto stärker die Frustration, desto tiefer die Emotion.

Angst und Panik haben eine Stärke: Sie sind kraftvoll (Seite 62). Wer rennt, zappelt und schreit, ist nicht apathisch und depressiv. Unternehmen Sie also etwas! Solange Sie sich noch bewegen können, geht es auch wieder aufwärts. Warten Sie nicht, bis Sie ausgebrannt sind.

Es ist keine Alternative, zu beschließen, etwas sei Ihnen jetzt egal: Da machen Sie sich etwas vor. Sie haben Wunschbilder und Ideale, Sie können nicht anders. Echte Gelassenheit ist erarbeitetes Akzeptanzvermögen. Sie können auch negative Dinge ohne großen Frust annehmen, ohne aufgesetzte Gleichgültigkeit. Nicht das Streben als solches ist problematisch, sondern das Festhalten an unrealistischen Wünschen, Anklammern an Menschen, Verharren in kranken Strukturen. Wenn Sie locker lassen, für Ihre Ideale Umwege gehen und Stress aushalten können, sich nach realen Gegebenheiten aktualisieren, bleiben Sie trotz Stressphasen emotional ausgeglichen und heiter.

Der Geist

Ihr **Geist** ist Ihr Satz von mentalenergetischem Werkzeug: Denken, Wollen, Wünschen, Träumen, Wahrnehmen, Einstimmen, Mitfühlen, Vorstellen, Planen, Erinnern und Zurückschauen. Denn dabei handelt es sich um rein geistige *Fähigkeiten*, unabhängig von Körper oder Gehirn. Im Yoga werden sie **Vrittis** genannt und wegen ihrer energetischen Bewegungsrichtungen auch *Dynamiken des Geistes*. Ein Vorstellungsbild ist meistens vor jemandem, ein Traum eher oben, eine Erinnerung innen im Hinterkopf. Eine Fähigkeit ist, was man tun *könnte*, ein Potential also. Selbst ein engstirniger, ungerechter Voll… (sicher kennen Sie einen passenden Mitmenschen) hat das volle Potential, reflektiert zu denken. Ihm fehlt es nur an der *Fertigkeit,* zumindest Ihrer Meinung nach. Das ist das, was man aktuell tatsächlich tut. Die Fertigkeit ist das mehr oder weniger geschickte Ausüben der betreffenden Fähigkeit.

Inwieweit ein Bewusstsein seine Fähigkeiten nutzen und sich des Geistes bedienen kann, sei es geschickt oder plump, ist von Fall zu Fall unterschiedlich, abhängig von Erlebnishintergrund, Vorlieben, Absichten und Tagesform. Der **Geist** ist potentiell, das heißt, er ist dann aktiv, wenn Sie ihn brauchen. Sie können schwimmen, wenn Sie es wollen und brauchen, aber diese potentielle Fähigkeit ist nirgendwo real manifestiert. Auch Ihre Fähigkeiten für Glück, Seelenfrieden und Sorglosigkeit sind potentiell da! Ihnen fehlt lediglich die Fertigkeit dazu. Da kann Yoga helfen.

Ihr Wissen beruht auf Ihren Erlebnissen und Erfahrungen. Bilder beruhen auf Konzepten, daher kann ohne Konzept kein Bild entstehen. Wenn Sie nicht wissen, was ein Pleonasmus ist, haben Sie kein Bild dazu, wie Sie vielleicht gerade bemerken*. Konzepte wiederum beruhen darauf, dass Sie diese selbst *ver*fasst oder von anderen *er*fasst haben.

Setzen Sie Fähigkeiten ein, egal mit welcher Kompetenz, bedienen Sie sich einer Vielzahl vorhandener **Konzepte und Begriffe**. Konzepte sind abstrakte Grundbaupläne von etwas, also die Grundidee. Alle Konzepte, die Sie kennen, ergeben Ihr potentielles **Wissen**, die Summe Ihrer Erlebnisse und Erfahrungen. Sie erschaffen und verwalten dieses Wissen, das persönlich erschaffene ebenso wie übernommenes. Aktiviertes Wissen, also mit Aufmerksamkeit wahrgenommenes, mental ener-

* Kalter Schnee, nasses Wasser, duftender Duft, Gedichtinterpretation im Deutschunterricht :-).

getisiertes Wissen, ergibt dann **Vorstellungs- und Erinnerungsbilder**. Das Wissen um eine Zitrone im Allgemeinen, was sie grundsätzlich ist, ist abstrakt (Konzept). Die Vorstellung oder Erinnerung einer Zitrone ist real im Hier und Jetzt (manifestes Bild).

Mentaldateien und Erinnerung

Im Sinne seines Urauftrags entwickelt ein Bewusstsein Vorstellungsbilder davon, wie der aussehen soll: das Bild vom richtig guten Kaffee zum Beispiel. Vorstellungsbilder, auch Erinnerungsbilder, bestehen aus Mentalenergie. Sie haben eine bestimmte Dauer, Dichte und Masse, sie nehmen einen bestimmten Raum ein. Damit wirken sie real in Zeit und Raum. Ein Vorstellungsbild manifestiert sich auf energetischem Niveau, so wie eine Kerzenflamme oder Wind. Dieses Vorstellungsbild entsteht, während Sie es sich ausmalen oder unbewusst aufbauen. Wenn Sie an etwas anderes denken, wird es zur Erinnerung. Jedes Erlebnis und jede Erinnerung sind abgespeichert in Ihrem Gedächtnis als **Mentaldatei**. Sie enthält die *Konzepte, Absichten, Bilder, Emotionen und Somatiken* (körperliche Wahrnehmungen), die zum Zeitpunkt des Erlebnisses passierten.

Alle Erlebnisse zu dem Begriff Panik liegen in der Mentaldatei #panik, alle zu Katzen bei #katze etc. Sehr praktisch, das Internet funktioniert auch so*. Und natürlich gibt es Querverbindungen, wenn zum Beispiel Katzen (#katze) Panik (#panik) vor #gurken haben und Sie dazu bei #youtube #videos angesehen und dann laut gelacht haben #lol #omg #schadenfreude #armekatze #menschensindböse. So entstehen Assoziationen zu Stichworten. Der Auslöser ist ein **Reiz.**

Als **Reaktion** darauf schicken Sie Aufmerksamkeit auf die eben noch im Potential schlummernde Mentaldatei und energetisieren sie. Dieser Prozess wird **Einschaltung** genannt. Alles steckt immer überall voller Auslöser für Mentaldateien. Schaltet ein Auslöser eine Mentaldatei ein, so entstehen in diesem Moment ähnliche geistig-seelische Spannungen, Emotionen und Empfindungen wie damals beim Erlebnis selbst. Das ist **Nacherleben,** das aktuelle Empfinden der *Konzepte, Absichten, Bilder, Emotionen* und *Somatiken* des ursprünglichen Erlebnisses in allen oder anteiligen Facetten. Es rückt damit aus der Vergangenheit in die Gegenwart, also vom Potential ins aktuelle Jetzt. Eine **Erinnerung** wird geweckt. Je stärker Sie eingeschaltet sind auf Sonnenuntergang am Meer, desto dicker, fetter, dreidimensionaler erleben Sie ihn live nach: zumeist erst das Wissen, also wo, wann, weshalb es war (Konzept: Urlaub mit Schatz, Absicht: Quality time), dann die Emotionen, wie es war (Nostalgie, Freude), dann die Bilder, was da war (der Sonnenuntergang, das Meer), dann die Somatik (Schmetterlinge im Bauch, Fischgeruch in der Nase). In Erinnerungen schwelgen ist Nacherleben oder Miterleben einer Mentaldatei wie in einer virtuellen Realität. Das gilt natürlich genauso für unangenehme, unschöne Erlebnisse. Wissen Sie noch, wie Sie am Pulli hängen geblieben sind und sich den Zeigefingernagel abgerissen haben, so richtig tief blutig bis ins Nagelbett? Sie erinnern sich – und es tut weh.

Vielleicht kennen Sie, dass Sie und eine Ihnen nahestehende Person plötzlich gleichzeitig Lust auf

* Tatsächlich sind das Internet, Computer und Smartphones die technisch nachgebildete Form aller geistigen, vitalenergetischen und körperlichen Strukturen. Deswegen kann man das heutzutage so anschaulich und cool erklären.

Pizza haben. Und Sie beschreiben sich gegenseitig Ihr Vorstellungsbild, bis Sie merken, dass es *identisch* ist. Dann war bei einem von Ihnen durch einen Reiz die Mentaldatei #pizza so groß energetisiert worden, dass es bei dem anderen unmittelbar auch als Pop-up-Fenster hochploppte. Sie ahnen, weshalb: wegen der hohen gegenseitigen Eingestimmtheit und Resonanz der Wahrnehmungsräume.

Sicher haben Sie auch schon erlebt, dass schlechte Laune oder ein Missverständnis Ihnen buchstäblich als dicke Gewitterwolke um den Kopf wabert und alles verdüstert. Wenn Sie nun die Gewitterwolke genauer anschauen, sich das Ganze also bewusstmachen, bis Sie erkennen, wann genau das Missverständnis oder die miese Stimmung auftrat, lachen Sie. Dann verfliegt das Bild. Sie sehen wieder die Gegenwart. Denken und Erinnern brauchen Energie und erzeugen Spannung. Erkenntnis löst Spannung. Gewissheit beendet Denkleistung. Ein Beispiel zur Anschaulichkeit: 2+2=4. Zack. Das wissen Sie, da müssen Sie keinen Denkmotor anschmeißen. Nicht mal ein ganzes Mentalquant haben Sie verbraucht. Aber jetzt: 12x9=..? Puuuh! Stirn runzeln, Augen zukneifen, grübelgrübel, zehnmal neun ist neunzig und zweimal neun macht achtzehn, ist zusammen äääh *PLING* 108! Aaaaaah, da lächeln Sie wieder. Work in progress saugt mentale Energie, Ergebnisse entspannen schlagartig.

Es kommt zur Ausschaltung der Mentaldatei, wenn der Auslöser aus dem Wahrnehmungsraum verschwindet, da sie oder er sich entfernen, oder wenn etwas anderes mehr Aufmerksamkeit einfordert. Konzentrieren Sie sich also bewusst auf etwas anderes, so verringert sich die Aufmerksamkeit auf den Auslöser schlagartig oder langsam. Einschaltung Mentaldatei lässt nach, wird ausgeschaltet. Ein- und Ausschaltung sind wie eine Glühbirne mit Dimmer. Die Glühbirne ist die Mentaldatei, der Strom die Aufmerksamkeit, das Licht der Ablauf und die Wärme die Emotionen, die Dunkelheit das potentielle Wissen. Im Dunkeln sehen Sie die Mentaldatei-Glühbirne und ihr Licht nicht, sie ist nur als Möglichkeit da (potentiell). Erst wenn der Strom eingeschaltet ist, wird sie erkennbar. Der Dimmer regelt, wie kräftig die Birne strahlt. Je mehr Sie den Dimmer aufdrehen, desto mehr können Sie nacherleben. Voll aufgedreht ist die Glühbirne stark eingeschaltet und hell, da sehen Sie das ganze Erlebnis in allen Facetten; und je wärmer sie wird, desto mehr fühlen Sie, wie es ursprünglich war. Wenn Sie Aufmerksamkeit abziehen, den Strom also abdrehen, drehen Sie die Mentaldatei kleiner oder schalten sie aus. Dieser Prozess ist entscheidend. Wenn Sie merken, dass Sie in einer ängstlichen oder panischen Grübelspirale hängen, zwingen Sie sich *sofort* zum Ausschalten, z. B. Yoga- oder Notfallübungen (Seite 114). Die notwendige Intensität und Spannung der Aufmerksamkeitsumlenkung muss höher sein als die Kraft, die Sie am Grübeln hält. Wenn Sie überfordert sind, bitten Sie Vertraute um Hilfe. Am besten geben Sie vorher eine Anweisung, was akut bei Panik zu tun ist.

Download und Dramatisierung

Wie im Internet gibt es einen **Download** von fremden Mentaldateien. Wenn Sie wie bei den Beispielen mit der Pizza oder dem Gewitter bewusst und aufmerksam in Resonanz gehen, bekommen Sie die Mentaldatei zwar mit, aber Sie erkennen sie. Jedoch im Alltag, wo vieles nebenbei aufgenommen wird, nerven die Fernsehnachrichten, ekelt eine Krankheit, schockt ein Unfall, verängstigt eine Wut, bekümmert das Erlebnis eines Freundes. Sie kommen in einen Raum und sind sofort gestresst: Vorher hatte es dort Streit gegeben. Sie besuchen ein Flüchtlingsheim, ein NS-Konzentrationslager und haben anschließend Albträume. Wenn Sie wenig aufmerksam oder unbewusst in Resonanz gehen, unkontrolliert bei Emotionen mitschwingen, Bilder und Konzepte unreflektiert übernehmen, bleibt das kleben. Deswegen ist schlechte Laune toxisch und gute Laune ansteckend. Sie laden sich hinterrücks Viren runter, wenn Sie nicht aufpassen, doch können Sie absichtlich schöne Dinge miterleben oder selbst teilen. Das gilt auch anders herum: Sie sehen ein Lächeln und wissen, da muss Liebe sein; ein Lachen steckt Sie an; die Anekdote eines Freundes haben Sie richtig miterlebt; ein Film bringt Sie tagelang zum Schmunzeln.

Was Sie halb oder nicht bewusst mit Aufmerksamkeit beschenken und dabei miterleben, nehmen Sie zum Teil oder ganz als Ihr eigenes Erlebnis auf. Ungefähr so, wie Sie auch AGBs oder Cookie-Bestimmungen nicht durchlesen, bevor Sie etwas anschauen, diese aber fieses Kleingedrucktes enthalten könnten. Sie können das verhindern, indem Sie Ihr Akzeptanzvermögen ausbauen. Das ist das Ziel von Yoga.

Fröhliche Erinnerungen, also „positive“ Einschaltungen, bemerken Sie meist bewusst und freuen sich. Traurige und schreckliche hingegen mögen Sie nicht. Sie schützen sich gegen die aufkommenden Bilder, wenn Sie sie bemerken, indem Sie sie nicht zulassen, nicht an sich heranlassen, sie wegdrängen. Davon geht die Einschaltung allerdings nicht weg und zeigt sich körperlich und im Verhalten. Sie reagieren auf die Frage: „Wie immer Milch und Zucker, Schatz?“ nur mit: „Uuuäääh, ich bin so feeeeeett, bitte verlass mich nicht“, und wissen nicht mal genau, warum. Zwar waren Sie seit Stunden irgendwie schlecht drauf, aber weder Auslöser noch Inhalt dieser offensichtlich im Hintergrund saftig eingeschalteten Mentaldatei waren Ihnen bewusst. Später erkennen Sie, dass Sie gesünder leben, weniger Koffein und Zucker zu sich nehmen und abnehmen wollten, aber auf Ihren Vanille-Cappuccino einfach nicht verzichten können, deswegen ein schlechtes Gewissen haben, sich als grundsätzlich hassenswert verachten, weil Ihr Expartner sich nach Ihrem Schlemmerurlaub vor Ihnen ekelte und für ein Fitnessmodel verließ: normale Gedanken eben. Daher die Überreaktion, so gesehen total logisch. Diese spezielle Form von unerwünschtem Nacherleben, diese in der Situation nicht erkennbare Einschaltung heißt **Dramatisierung.** Sie erleben ein vergangenes Drama, als wären Sie jetzt mitten drin. Dramatisierung bedeutet: unbewusste *Re*aktion, statt bewusste Aktion. Sie drückt sich mental, emotional und somatisch aus: mental in Ansichten und Vorurteilen (Männer sind Tiere; er lächelt, weil er Sex will), emotional in unangebrachten und unangemessenen Launen (Angst vor Missbrauch beim Küssen), somatisch als körperliche Empfindungen oder gar Schmerz (Bauchkrämpfe oder Migräne beim Händchenhalten). Es entsteht eine mehr oder weniger auffällige Persönlichkeitsverschiebung. Sie sind dann nicht mehr Sie.

Die Seele

Nun kennen Sie also das Allsein und mit Bewusstsein und Energiekörper mit ihren Funktionen die ersten beiden feinstofflichen Komponenten der menschlichen Zwiebel. Neben Hardware und Strom Ihres grobstofflichen menschlichen Bioroboters gibt es als dritte Komponente die Software für das ordnungsgemäße Zusammenspiel aller Zellen, Organe, Gliedmaßen, Systeme und Körperfunktionen. Die Verantwortung für Gesundheit und Wohlbefinden trägt das **Vitalwesen**, das vitalenergetische Feld. Alles, was lebt, ist ein Lebewesen. Das Vitalwesen ist dieses tatsächliche *Lebe*wesen, in der neueren Forschung nachgewiesen als „morphogenetisches Feld", schon immer bekannt als Aura, Ätherleib oder manchmal auch **Seele**. Ohne dieses Leben betreibende Vitalwesen stirbt ein Körper und ist erst dann vollkommen tot, wenn es ganz weg ist. Deswegen ist ein exakter Todeszeitpunkt auch heute noch in der Medizin schwierig zu bestimmen. Solange noch Zellen intakt und ein bioelektrisches Feld vorhanden sind, ist auch das Vitalwesen noch da. Frisch geerntete oder geschlachtete Nahrung enthält also im Wortsinn mehr Lebenskraft als lang gelagerte oder verarbeitete. Viren, Bakterien, Pilze, Pflanzen und Tiere sind also organische Körperbehälter, die von ihrer jeweiligen „Seele" betrieben werden. Jedes Lebewesen trägt in sich das Wissen und die Fähigkeiten für sein individuelles Lebensglück. Hunde mögen andere Dinge als Katzen, Petersilie schätzt anderes als Rosmarin. Es sind intelligente, emotionale Individuen, die aber alle die charakteristischen Eigenarten ihrer jeweiligen Gattung als unumstößliches Leitprinzip beinhalten. Sie werden keinen Goldfisch finden, der sich wie ein Delfin verhält, und keine Giraffe, die wie ein Affe zu sein versucht; ein Papagei ist anders als eine Krähe. Wer nach jeweils artgerechten Prinzipien leben kann, ist glücklich. Und natürlich ist jedes Vitalwesen, wie jedes spirituelle Bewusstsein, ein Individuum mit eigenen Vorlieben, Abneigungen, Erfahrungen und Ideen von Glück. Der eine Hase mag lieber Löwenzahn, der andere Klee. Wer Haustiere hat, kennt das; nur sind diese Vorlieben nicht abstrakt reflektiert wie bei einem spirituellen Bewusstsein.

Ihr Vitalwesen träumt von Torte. Torte ist lecker, Punkt. Sie als Bewusstsein denken das zwar auch, aaaaber… wenn das auf den Hüften landen, die Hose dann nicht mehr passen und Schatz deswegen Schluss machen würde?

Alles, was lebt, fühlt und schwingt. Das Vitalwesen ist höchst emotional fühlend, intelligent denkend und interaktiv. Es erlebt sich auch als „ich" und kann Dateien binden, indem es aus Erfahrung lernt oder in seinem Wissen die Grundprogramme der jeweiligen Gattung zu Wachstum, Fortpflanzung, Heilung und Sozialverhalten trägt. Es produziert aber keine mentale Energie wie ein spirituelles Bewusstsein, sondern vitale Energie. Diese vitale Energie, diese Lebenskraft, heißt im Yoga **Prana**. So wie physikalisch alles aus Atomen besteht, besteht energetisch alles aus Prana. Das Vitalwesen ist sozusagen formstabiles Prana. Ihr Vitalwesen ist *nicht* irgendein absurdes Feld mit ein paar Informationen zu Lebensfunktionen, es ist *genauso* empfindsam, lernfähig, intuitiv und verspielt wie eine Katze oder eine Kuh. Es fühlt also *die gleichen* Emotionen wie Sie, Freude, Wut, Trauer, Zorn, Angst. Doch es fühlt auch *dieselben* Emotionen wie Sie! Immerhin ist es 24 Stunden am Tag mit Ihrem Energiekörper in Resonanz, es lebt ja darin. Es ist der Dolmetscher zwischen dem mentalen Energiefeld Ihres Bewusstseins und dem bioelektrischen Feld Ihres Körpers, die sonst nicht interagieren könnten. Ohne Software ist ein Benutzer auch mit Fernbedienung hilflos. Der Job des Vitalwesens ist also Kommunikation und Lebenserhaltung. Es kümmert sich unermüdlich um das Wohlergehen seines Körpers, seines Schützlings und Zuhauses. Das Leben des einen ist identisch mit der Existenz des anderen. Das Vitalwesen ist wie der Biokörper sterblich und weiß es, instinktiv, nicht abstrakt. Es würde ein artgerechtes Leben für Menschen bevorzugen – ohne enge Schuhe, ohne Alkohol, ohne Großraumbüros, ohne Feinstaub, mit viel Bewegung, lieben, engen Freunden, gesundem Essen, Schlaf, Schlaf, Schlaf. Aber wenn Sie es anders wollen, folgt es und meckert relativ wenig. Sperren Sie mal versuchsweise einen Hund in High Heels im Flughafen ein, der beschwert sich lauter. Wenn Sie froh sind, spürt es Ihre Freude und ist froh, selbst wenn Ihr Körper krank oder müde ist. Hundebesitzer schwärmen, ihr bester Freund sei so einfühlsam. Das liegt daran, dass Vitalwesen immer in der Gegenwart leben und immer im Hier und Jetzt mit den vitalen Energien und mentalen Energien, also Emotionen, in Resonanz gehen.

Und hier beginnt die Krux dieser wunderbaren Verbindung zwischen Ihnen und Ihrer treuen Seele: Das Vitalwesen ist loyal bis zum Tod gegenüber seinem Besitzer – Ihnen. Es führt Ihre emotionalen bewussten und unbewussten Anweisungen aus, immer. Wenn Sie sich hässlich, klein, dick und krank fühlen und sich das jeden Tag sagen, wird Ihr Vitalwesen auf Sie hören und Ihren Wunsch erfüllen. Es wird sogar Vitaldateien bilden, die seinen eigentlichen Programmen von Gesundheit und Schönheit widersprechen, denn Sie sind ja der Chef. Wenn Sie als Führungskraft dauerhaft unsicher und ängstlich sind, wird Ihr Vitalwesen unsicherer und ängstlicher sein. Sie können sich Wahnsinn selbst antrainieren und ihn dadurch verselbstständigen. Außerdem übergehen Besitzer oft die Bedürfnisse und Emotionen ihres Vitalwesens aus Pflichtbewusstsein (die Überstunden, Sport muss warten), Unachtsamkeit (die guten Gewaltfilme, nächtelang schlaflos, aber macht halt Spaß) oder Unvernunft (die Drogen und die laute Musik, nächtelang schlaflos und taub, aber macht halt Spaß). Kein Wunder, dass viele Menschen körperlich krank sind: Es ist schlichtweg ein Kommunikationsproblem. Wenn das Bewusstsein nicht zuhört, die Bedürfnisse des Vitalwesens nicht genug kennt oder respektiert, kann es sich nicht anders ausdrücken.

Vitalenergetische Anatomie

Ayurveda als ganzheitliche Gesundheitslehre enthält die energetische Anatomie des Yoga, beide Systeme sind verwandt. Sie beschreiben das Vitalwesen mit seinen Andockstellen an den Körper über das bioelektrische Feld. Eine Reihe von Heiltraditionen wie Akupunktur, Massage und Yoga basieren auf dem Prinzip von Energiekanälen, durch die Prana besonders konzentriert fließt. Diese **Nadis** sind bei Traditioneller Chinesischer Medizin (TCM) bekannt als Meridiane. Zunächst von der wissenschaftlichen Welt als Esoterik betrachtet, konnten verschiedene medizinische Studien mittlerweile die Existenz und den Verlauf der Nadis bestätigen. Sie entsprechen dem Primo-Gefäßsystem im physischen Körper. Dieses Netzwerk verläuft teilweise entlang von Nerven, Blut- und Lymphgefäßen, teilweise frei.

Ausgangspunkt der Nadis ist der Kanda, ein Punkt im Beckenbodenbereich, die Basis der Energien. Von dort aus strömt Prana an zwei Hauptlinien entlang: Ida, links, hat eine beruhigende Wirkung und entspricht dem Parasympathikus. Pingala, rechts, gehört zum Orthosympathikus und ist aktivierend und wärmend. Beide kreuzen ihre Seite im Punkt zwischen den Augenbrauen, durchlaufen teilweise die gegenüberliegende Hirnhälfte und enden am Nasenloch der eigenen Seite.

Zum Balancieren der Wirkkräfte empfiehlt Yoga die Wechselatmung, bei der ein Nasenloch zugehalten wird. In der Mitte verläuft noch spiralig nach oben Sushumna, der zentrale Kanal. Wenn Prana in den Kanälen ausgeglichen und kräftig aktiviert wird, entsteht Kundalini. Das ist das Gefühl, wenn man vor lauter Lebenskraft platzen möchte und sich fühlt, als wäre man ein Gartenschlauch, der Energie aus den hochgestreckten Armen und dem Kopf in die Welt sprüht wie Wasser.

Überall, wo sich zwei Nadis kreuzen, gibt es ein kleines **Chakra,** sie heißen oft auch **Marma**. Diese energetischen Knoten- und Triggerpunkte sind wie Muskeltriggerpunkte, an denen Blockaden entstehen und die auf andere Bereiche ausstrahlen können. Die Aktivierung durch Bewegung und Haltung gewisser Yogaposen macht sie frei und entstaut.

Bekannter sind die **sieben Hauptchakren**, die größten Energiezentren entlang der Wirbelsäule. Als feinstoffliche Organe organisieren sie vitalenergetische und auch mentalenergetische Prozesse, sowohl beim Vitalwesen als auch bei einem Energiekörper in Menschenform. Dieser bräuchte prinzipiell weder Form noch Organisation (Seite 35), doch wenn er vom Bewusstsein lange Zeit aufrechterhalten wird und ein Vitalwesen betreibt, braucht es Schnittstellen. Ayurveda und Yoga arbeiten mit den Chakren, deren Harmonisierung und Kräftigung große Veränderungs- und Wachstumsprozesse bewirken. Übersetzt bedeutet Chakra etwa „Rad“ oder „Kreis“, daher werden Chakren in der Regel als Energiewirbel im Körper dargestellt. Obwohl es viele Mythen, teilweise sogar Streit um ihre Existenz, Farbe oder Symbole gibt, sind sie an sich wenig mysteriös. Chakren sind energetische Zentren, Funktionsträger mit dynamischer Auswirkung. Bilder zeigen oft farbige Perlen entlang einer Wirbelsäulenschnur. Ein Chakra ist aber ein Kraftfeld, keine Murmel im Bauch, es strahlt dreidimensional von seinem Zentralpunkt in die Breite nach vorne, hinten und seitlich.

Jedes Chakra bildet eine vitalenergetische Schwingungszone, vergleichbar mit den Schwingungsbögen und -knoten einer Gitarrensaite. Wenn Sie eine Saite anzupfen, macht sie firrrrrrrrr. Zwischen den fixierten Endpunkten läuft jetzt die gezupfte Schwingung hin und her, es entsteht eine stehende Welle und damit ein Muster aus Bögen und Knoten, die am Platze bleiben. Ihre vitalenergetische Gitarrensaite ist an der Unendlichkeit des Himmels (oberstes Chakra) und der Erde (unterstes Chakra) fixiert; dazwischen schwingen die anderen fünf Schwingungsbäuche. Die Chakren können durch bestimmte Emotionen oder Erfahrungen blockiert werden, sodass der freie Fluss der Lebensenergie unterbrochen ist.

Den Chakren werden verschiedene Charakteristiken zugesprochen. Das unterste, *Muladhara Chakra,* sitzt im Beckenboden auf Höhe des Steißbeins und symbolisiert Urvertrauen, Sicherheit, Geborgenheit und Lebenskraft. Das Sakralchakra oder *Svadhisthana* sitzt zwei fingerbreit unter dem Bauchnabel und steht für Sexualität, Partnerschaft und Lebensfreude. Das Solarplexuschakra oder *Manipura* liegt ungefähr zwei fingerbreit über dem Bauchnabel; seine Energie stärkt das Selbstwertgefühl, die Intuition und die Selbstständigkeit, sorgt für gutes Bauchgefühl und Entschlossenheit. *Anahata*, das Herzchakra, befindet sich in der Brustmitte; es beeinflusst Harmonie, Mitgefühl und Versöhnung und natürlich Liebe für sich selbst und alle Kreaturen. Auf Höhe des Kehlkopfes liegt *Vishuddha*, das Halschakra, zuständig für Kommunikation, wahrhaftigen Ausdruck und Kreativität; Meinungsäußerung, Willenskraft, Selbstausdruck finden sich ebenfalls hier. Das Stirnchakra *Ajna*, bekannt als drittes Auge, sitzt zwischen den Augenbrauen und steht für Wissen, wahrhaftiges Erkennen und Wahrnehmen und höheres Bewusstsein. Das oberste Chakra, Kronenchakra oder *Sahasrara*, sitzt über dem Scheitel und berührt den Kopf knapp in der Mitte, wie ein Heiligenschein; es ist nach oben hin geöffnet und verbindet mit dem großen Ganzen, dem Spirituellen. Durch diese Verbundenheit fühlen Sie inneren Frieden, Selbstverwirklichung und sind sich Ihres Lebenssinns und Ursprungs bewusst.

Wenn alle Chakren geöffnet sind, kann Kundalini vom untersten Chakra bis zum obersten und darüber hinaus aufsteigen. Der eigene interne Pranakreislauf bindet uns an das universale Prana an. So entstehen die transzendenten Erfahrungen, in denen jemand das Gefühl hat, eins mit dem Universum zu sein. Stellen Sie sich vor, Sie liegen in einem stark strömenden Fluss und plötzlich werden Sie nicht nur von außen, sondern auch von innen von der Strömung durchspült. Das fühlt sich episch an. Eigentliches Ziel des Yoga ist zwar nicht, energetische Transzendenz durch Prana zu erleben; aber es unterstützt Wohlbefinden und Gesundheit und hält Sie fit und fröhlich. Das eigentliche Ziel besteht darin, Ihre Fehlidentifikationen zu lösen, Ihren eigenen Urauftrag zu erfüllen und Ihrer spirituellen Natur gerecht zu werden. Zur Behandlung von Angst und Panik wäre der Weg allein über einzelne Chakren, z.B. durch Atmung, Massage oder Musik, eher mühsam, wenn Sie sich so heilen möchten; aber es schafft angenehme und regenerierende Pausen für Sie und Ihr Vitalwesen.

Ayurvedische Bioenergie

Ayurveda ist ein ebenso großes und komplexes System wie Yoga, doch statt spiritueller Ausrichtung legt es den Schwerpunkt auf körperliche und vitalenergetische Gesundheit. Daher lesen Sie hier nur knapp das Relevanteste für pathologische Angst- und Panikstörung. Einige ayurvedische Prinzipien sind für ein tieferes Verständnis im Zusammenhang mit Darmgesundheit und Stoffwechsel sehr hilfreich (Seite 54). Die ayurvedische Medizin basiert auf der Prämisse, dass der Mikrokosmos (das Individuum) sowie der Makrokosmos (das Universum) in ihrer Zusammensetzung identisch sind. Für alle großen Dynamiken oder Systeme gibt es entsprechende kleine. Einige dieser Wirkprinzipien sind die Bioenergien namens **Dosha.** Jedes der drei Doshas hat andere Eigenschaften und Wirkungen und zudem eine Beziehung zu den Grundelementen Erde, Wasser, Feuer, Luft und Äther bzw. beweglicher Raum. Beim Menschen bzw. seinem Vitalwesen drücken sie ihre jeweiligen Charakteristiken und Eigenschaften in Körperbau, physiologischen Prozessen und der mentalen Verfassung aus. Ayurveda lehrt, dass jeder Mensch mit einer aus den drei Doshas zusammengesetzten Konstitution, also einem eigenen energetischen Schwingungsmuster zur Welt kommt. Es geht ihm gut, solange er in dieser Urschwingung, seinem **Prakriti,** lebt. Diese Grundkonstitution ist Ausgangspunkt eines gesunden Lebens. Ziel ist es, im Einklang mit diesem Grundbauplan des Vitalwesens zu leben. Der legt den Biorhythmus und Grundlagen für doshagerechte gesunde Ernährung, Schlaf, Sport, Sexualität etc. fest. Je mehr wir das in unserer Grundschwingung leben, desto gesünder und freudiger gestaltet sich unser Leben.

Die drei Doshas sind **Vata, Pitta und Kapha.** Vata ist das körperliche, energetische und mentale Prinzip der Bewegung, es hat Eigenschaften wie trocken, kalt, leicht, feinstofflich, beweglich, nicht schleimig, rau. Seine Funktion ist die Regulation aller vitalenergetischen wie auch physiologischen Aktivitäten im Körper: Bewegungen, Atmung, Kreisläufe, Ausscheidung, Embryoentwicklung, Sinneswahrnehmungen, Sprachbildung, Impulse des Nervensystems. Seine Hauptsitze im Körper sind Dickdarm, Lendenbereich, Kreuzbeinbereich, Oberschenkel, Sinnesorgane, Knochen.

Pitta ist das Umwandlungsprinzip, also der Stoffwechsel auf körperlicher, energetischer und mentaler Ebene. Seine Eigenschaften sind flüssig, scharf, sauer, heiß, penetrierend, beweglich wie eine Flüssigkeit, etwas ölig. Pitta verantwortet alle Umwandlungsprozesse im Körper: für Nahrungsaufspaltung, Abbaustoffwechsel, Energiegewinnung, Temperaturregulation, Sehvermögen, Hunger, Durst, aber auch für die Verarbeitung von Erlebnissen und Lernen. Es produziert die Verdauungskraft Agni, ohne die diese Prozesse nicht oder schwer möglich sind. Ein starkes Agni ist also Voraussetzung für Gesundheit; es liegt vor allem im Oberbauchbereich, wo sich die Stoffwechselorgane Leber, Bauchspeicheldrüse, Zwölffingerdarm und Milz befinden.

Das Stabilitätsprinzip Kapha ist schwer, kalt, weich, ölig, süß, stabil, schleimig oder klebrig. Es schenkt dem Körper Stärke und Struktur und ist verantwortlich für Immunkraft, Aufbaustoffwechsel, Potenz, Stabilität, Fette des Körpergewebes und Schmierung der Gelenke. Es sitzt im Brustraum, Rachen, Kopf, Gelenke und im oberen Magen.

Eine Abweichung von Ihrem Prakriti, ein Leben gegen Ihren Biorhythmus, Ihr Bauchgefühl, Ihr Vitalwesen, geht meist einher mit Erschöpfung, fehlender Vitalität und Spannkraft, Unzufriedenheit oder Unstimmigkeit. Wenn Sie die tiefsten und echten Bedürfnisse des Vitalwesens ignorieren, folgt eine Verschiebung des bioenergetischen Kräftehaushalts und damit körperliche oder psychische Krankheit. Sie können als Team bis ins hohe Alter unschlagbar sein: die unermüdlichen Selbstheilungskräfte des Vitalwesens, seine Loyalität, unfassbare Trainierbarkeit und verspielte Natur sowie Ihre Achtsamkeit, Ihr Wissen und Ihre Willenskraft. Sie müssen eben artgerecht leben. Trotz gelegentlicher Angstgedanken und Panikschüben schaffen Sie das gemeinsam. Der erste Schritt ist getan: Sie kennen einander jetzt. Nun braucht es Geduld, Liebe, etwas Know-how – und Disziplin.

Das bioelektrische Feld

Sie sind ein großes Wunder aus vielen klitzekleinen Wundern: den Zellen. Jede einzelne ist fantastisch. Und Sie haben 37 Billionen. Selbst wenn Sie sich schlapp fühlen, ist das eigentlich nicht wahr: Jede Zelle ist ein eigenständiges kleines Kraftwerk und produziert Strom. Im Ruhezustand enthält jede Zelle in ihrem Inneren elektrisch geladene Kalium-Atome, an der Wandung geladene Natrium-Atome. Wird die Zelle erregt, dann wechseln die Atome ihre Ladungen; auf diese Weise verändert sich die elektrische Spannung in den Zellen. Ihr Körper ist mit feinsten Gleichstrom-Mikroströmen durchzogen, die in geordneten Bahnen fließen und für Ihr Wohlergehen sorgen. Jede einzelne Zelle davon produziert selbstständig so ein **bioelektrisches Feld**, neben Bewusstsein, Energiekörper und Vitalwesen Ihre vierte Komponente. Zusammen bildet so jedes Organ, jedes zusammenhängende System und natürlich der ganze Körper ein gemeinsames bioelektrisches Feld. Das ist Ihre vierte Komponente. Stellen Sie sich das vor: Siebenunddreißig Billionen lebendige Zellen produzieren ausschließlich für Sie Strom, damit Sie fühlen, denken, handeln, also leben dürfen. Jede Zellaktivität erzeugt Strom: Nerven erzeugen elektrische Impulse, das Herz kann man mit EKG, das Hirn mit EEG messen. Alles hat einen Rhythmus, eine Frequenz, eine bioelektrische Schwingung. Interessant für Yoga im Hinblick auf Heilung durch Klänge und Musik sind die Hirnwellen.

Ob, wo und in welcher Emotionsstufe gedacht wird, kann man mittels Elektroenzephalografie (EEG) messen. Man kann nicht auf die Inhalte, aber auf die emotionalen und kognitiven Zustände schließen. Denn allgemein entstehen hochfrequente Rhythmen bei Aktivität, Wachheit oder Traumphasen und niedrig-frequentige Rhythmen bei Entspannung, traumlosen Schlafphasen, beim Singen oder bei Meditation. Das ist logisch: Je aktiver der Informationsfluss, desto mehr Business für die kleinen grauen Zellen; je komplexer die Aufgabe, desto mehr kleine Arbeitsgruppen, desto asynchroner verlaufen die Wellen; die EEG-Amplitude ist dann niedrig. Im Gegenzug sind unbeschäftigte oder einfach beschäftigte Neuronen entspannter und schwingen phasenweise synchron miteinander als gemeinsame, langsame rhythmische Welle; dann ist die EEG-Amplitude hoch. Etwas anschaulicher formuliert: Viele kleine Lerngruppen summen leise und wuselig herum, ein gut eingestimmter Chor trifft einen gemeinsamen Ton laut und klar. Das ist nützlich, um Gehirn und Gemüt in gewünschter Weise durch Schwingungen zu beeinflussen (Seite 29).

Der biologische Körper

Die fünfte, am einfachsten wahrnehmbare Komponente ist Ihre Biomasse, die Hardware Ihres hochkomplexen Bioroboters. Ihre $37x10^{12}$ Powerzellen formieren sich zu unterschiedlichen Organsystemen. Die für Yoga und für Angststörungen wichtigsten lernen Sie jetzt kennen.

Knochen und Muskeln

Circa 212 Knochen bilden die Grundlage für die Form und Statik Ihres menschlichen Körpers. Außerdem schützen sie sensible innere Organe wie Lunge und Herz. Im Inneren entstehen Blutkörperchen und lagern Mineralsalze; beides ist für einen gesunden Blutkreislauf und Zellwachstum wichtig. Knochen sind keineswegs statische Strukturen, sondern passen sich der Belastung an. Deswegen stärkt Sport, vor allem Kraftaufbau, die Knochen und beugt Osteoporose vor. Gemeinsam mit Sehnen, Bändern, Knorpeln und um die 650 Muskeln ermöglichen sie Bewegung. Muskeln sind kontrahil, d.h., sie können sich an- und entspannen. Der Agonist, der ausführende Muskel, spannt an, der Antagonist, also gegenläufige Part, lässt locker. Die Synergisten unterstützen, führen mit und stabilisieren. Dann beugt oder streckt sich ein Körperteil an einem Gelenk. Diese Grundlagen sind für Yoga und Meditation wichtig, da Sie bewusst Muskeln aktivieren und Spannungen lösen lernen. Ihre Muskeln setzen auch Energie um und erzeugen Wärme, damit Sie nicht frieren. Hervorzuheben ist der *Core*, englisch für Rumpfmuskulatur. Core bezeichnet die gesamte Muskulatur zwischen Brustbein und Schambein, also die graden, die diagonalen und die transversen Bauchmuskeln vorne und seitlich, die quadratischen Lendenmuskeln und die Rückenstrecker hinten und die Hüftbeugemuskeln, Ilius und Psoas. Sie laufen von der Innenseite der Lendenwirbelsäule innen die Beckenschaufeln entlang, über die Beckenknochen an die Vorderseite der Oberschenkel: ein natürliches Korsett, das die obere Hälfte über der unteren balanciert – ein Wunder der Natur. Ein starker, gesunder Muskel ist dehnbar und weich. Muskeln sind Kraftüberträger – wenn sie verkrampft sind, übertragen sie schlechter. Deswegen ist die Mindestanspannung, der Tonus, im Ruhezustand niedriger als bei Aktivität. Er interagiert mit psychischen und emotionalen Zuständen sowie externen Reizen, zum

Beispiel Temperatur. Wut oder Angst führen wie Kälte zu einer Anspannung des Muskeltonus. Deswegen wird uns kalt, wenn wir oft Angst haben, oder sind schlechter gelaunt bei Kälte. Eine nervöse Person hat einen chronisch hohen Muskeltonus. Zum Stirnrunzeln brauchen wir etwa 40 Muskeln, zum Lachen nur 17 Muskeln, deswegen macht Grübeln mehr Falten.

Faszien

Faszien sind ein faseriges Bindegewebenetzwerk aus kreuz und quer verlaufenden Eiweißfasern, das den gesamten Körper durchzieht. Sie speichern ein Viertel des Körperwassers und bestehen aus Eiweißfasern, Zucker und Bindegewebszellen. Sie umhüllen Muskeln, Sehnen und Knochen genauso wie Organe, Gefäße und Nerven – ähnlich wie ein Orangennetz die Orangen. Faszien halten den Körper in jeder Position und in Spannkraft. Sie bilden die Brücke zwischen festen Knochen und flexiblen Muskeln, indem sie Bewegung über Sehnen und Bänder auf die Gelenke übertragen. Aufgrund ihrer Netzstruktur stauchen und dehnen sie sich problemlos: Zuerst speichert Kontraktion Energie. Wie eine Sprungfeder wird diese katapultartig wieder frei. Das entlastet die Muskeln und erzeugt eine Kraft, die um ein Vielfaches größer ist als Muskelkraft allein.

Faszien bergen Propriozeptoren, also Sensoren für die Bewegung und Lage des Körpers im Raum, natürlich verbunden mit Gehirn und Rückenmark. Das Bindegewebe sendet Rückmeldungen über Bewegung, Haltung, Koordination – ein körperweites Informationssystem und Teil des Nervensystems. Anmut, Bewegungsfluss, Selbstwahrnehmung und Lebensqualität, das Gefühl, in sich zu Hause zu sein, gründen in einem gesunden Fasziengewebe. Da es großteils aus Wasser besteht, sind genügend Flüssigkeit und Bewegung entscheidend für diese Gesundheit. Sonst verkleben und verfilzen die Netze, woraus Haltungsschäden, verkrampfte, schlecht durchblutete Muskeln und chronische Schmerzen durch eingeklemmte Nerven entstehen. Doch Faszien können sich gut regenerieren und trainiert werden. Geduld lohnt sich: Nach circa zwei Jahren hat der Körper seine Faszien komplett ausgetauscht.

Nerven

Auslöser für jede Aktion sind Befehle aus den Steuerzentralen: dem zentralen Nervensystem, also *Gehirn* und *Rückenmark*, aber auch von *Nervenplexi* (Nervenknotenpunkte entlang der Wirbelsäule) und dem *Bauchhirn*. Sie regulieren unbewusste physiologische Prozesse wie Stoffwechsel und bewusste Funktionen wie Bewegung. Die *Neuronen* (Nervenzellen) verknüpfen Kopf bis Fuß und enden in den Sinnesorganen: äußeren und inneren Häuten, Faszien, Ohren, Zunge, Nase, Augen. Diese melden Reize als elektrische Impulse über Nervenbahnen oder als Hormone über das Blut; die Steuerungszentralen bearbeiten und beantworten diese Informationen, entweder direkt durch elektrische Impulse, wie zum Beispiel motorische Bewegungen, oder indirekt durch Hormonausschüttung, zum Beispiel Müdigkeit.

Die *bewusste* Steuerung, also „echtes Denken“ und absichtliche Befehle, passiert vor allem im

Groß- und Zwischenhirn. Die Nervenplexi binden das Rückenmark an umgebende spezifische Körperbereiche an. Einige Teile des Gehirns sind für Emotionen besonders wichtig. Der sogenannte Nucleus accumbens arbeitet mit bei Liebe, Freude, Geborgenheit, Wärme und auch Erotik. Die mandelkernförmige Amygdala ist dagegen bekannt als Angstzentrum. Zur *unbewussten* Informationsverarbeitung gehören Sinneseindrücke, Hunger- und Durstregulation, Schlaf-Wach-Rhythmus, Schmerz- und Temperaturempfinden und Sexualtrieb. Auch elementare und reflexartige Lebensfunktionen wie Herzfrequenz und Atmung funktionieren unwillkürlich. Das bedeutet, dass wir während einer Panikattacke keine direkte Kontrolle über unser körperliches Stresschaos haben, sondern uns indirekt beruhigen müssen. Wie Abteilungsleiter empfangen wir Botschaften des Nervensystems, bearbeiten diese autonom und senden Entscheidungen zurück, ohne dass das Gehirn oder wir bewusst zugeschaltet wurden.

Die jeweilige Lage und Funktion der Nervenplexi entsprechen den sieben Chakren im Detail (Seite 47). Sie werden daher kurz beschrieben.

- Der coccygeale Plexus sitzt unten am Steißbein im untersten Beckenboden.
- Der Sacralplexus im tiefen Beckenraum versorgt Beine, den Ischiasnerv, den Genitalbereich und die Schließmuskeln der Beckenbodenmuskulatur.
- Der Lumbarplexus im unteren Rücken mit der Verbindung zum enterischen Nervensystem (Bzw. Bauchhirn) managt Blase, Geschlechtsorgane und Enddarm.
- Der bekannte Solarplexus liegt am und über dem Nabelpunkt, symbolisiert den Herzübergang bzw. die Koordination zwischen oberem und unterem Körper.
- Der cardiale Plexus liegt am Brustbein bzw. Herzen und koordiniert Empfindungen.
- Der brachiale Plexus verknüpft Muskulatur und Sensibilität von Lunge, Nacken, Schultern und Armen.
- Der cervikale Plexus verbindet die Muskulatur und Sensibilität der oberen Wirbelsäule mit Hals, Hinterkopf und Hirndrüsen.

Kopfhirn und Bauchhirn

Für die Betrachtung von Yoga und Angst gleichermaßen relevant ist die funktionale Einteilung in *somatisches und vegetatives Nervensystem.* Das somatische Nervensystem steuert die *bewussten Befehle,* also Skelett- und Gesichtsmuskeln und Wahrnehmung der Sinnesorgane. Wenn Sie beim Lesen in die Kekstüte greifen, den Keks in den Mund stecken, kauen, schmecken und schlucken, haben Sie absichtsvoll motorische Impulse gesendet und Muskeln bewegt. Ab jetzt entzieht sich Ihnen jede weitere Kontrolle und das dreiteilige *vegetative Nervensystem* übernimmt. Es steuert dreigeteilt alle unbewussten und unwillkürlichen Grundfunktionen und Organe, dirigiert Augen, Drüsen, Herz, Bronchien, Leber, Nieren, Milz, Magen-Darm-Trakt, Harnblase und Genitalien. Alles, was Sie nicht unmittelbar willentlich verändern oder beeinflussen können, gehört dazu. *Alles:* Wasserhaushalt, Körpertemperatur, Herzschlag, Blutdruck, Atmung, Hirndruck, Verdauung, Stoffwechsel, Immunabwehr, Transpiration, Heilung, Zellteilung. So viele existenzielle Aufgaben werden Ihnen unaufgefordert und freundlich jeden Tag abgenommen, selbst wenn Sie wochenlang verschnupft sind und Ihren Körper deswegen beschimpfen. Lernen Sie alle drei näher kennen und lieben.

Der *Orthosympathikus*, meist nur *Sympathikus* genannt, ist ein unternehmungslustiger Typ und stimuliert die Organaktivität durch das Aktivitätshormon Noradrenalin. Er beginnt im mittleren und unteren Rückenmark und durchzieht von da den ganzen Körper. Sein Modus ist, vereinfacht gesagt, *fight or flight*, er stellt die Körpersysteme auf Aktivität ein: weitere Pupillen, schnellere Atmung für mehr Sauerstoff, höhere Herzfrequenz und Blutdruck, aktive Schweißdrüsen, engere Blutgefäße; Verdauung, Zellerneuerung und Hormonbildung müssen pausieren. Stress- und Aktivitätshormone wie Adrenalin und Cortisol schwimmen im Blut. Der Sympathikus erhöht Konzentration und Aufmerksamkeit, mobilisiert Energien. Dank ihm verharrt der Körper in reaktionsbereiter Anspannung und möchte diese in geistiger oder körperlicher Aktivität abreagieren.

Anschließend übernimmt der *Parasympathikus* als entspannter Geselle die Ruhe- und Regenerationsphase. Er beginnt im Kopf und dem oberen Teil des Rückenmarks und durchwebt ebenfalls den ganzen Körper; Ruhe strömt also von oben. Er setzt Acetylcholin frei, was entschleunigend auf Organe wirkt. Ruhigerer flacher Atem, sinkende Herzfrequenz und Körpertemperatur, niedrigerer Blutdruck, langsamerer Puls – alles fährt runter.

Schlaf- und Kuschelhormone wie Melatonin und Oxytocin sind jetzt an der Reihe. Zellen dürfen regenerieren, Stoffe verwechseln, alles kann durchatmen. Vereinfacht gesagt: *rest and digest*. Orthosympathikus und Parasympathikus sind Gegenspieler, mal führt der eine, mal der andere, je nach Bedarf oder Situation des Organismus. Normalerweise leben sie im Gleichgewicht. Bei einer Angststörung powert der Aktivitätsmodus auf Hochtouren, was den Körper ausbrennen kann.

Von beiden weitgehend unabhängig, gehört *digest* (Verdauung) eigentlich zum *enterischen Nervensystem*, auch Darmnervensystem, Darmhirn oder *Bauchhirn* genannt. Es durchzieht den gesamten Magen-Darm-Trakt und hat vier- bis fünfmal mehr Neuronen als das Rückenmark, nämlich ungefähr 500 Millionen. Das ist so viel wie das Gehirn eines Labradors. Es entscheidet fast ebenso selbstständig über die gesamte Verdauung Ihres Kekses wie Sie selbst über dessen Essen. Es steuert Verdauungsenzyme, Peristaltik und Nährstoffzusammensetzung und koordiniert Aufnahme und Ausscheidung. Innerhalb des enterischen Nervensystems wirken vor allem Serotonin und Dopamin, auch bekannt als Glückshormone. Die Kommunikation zum Gehirn läuft vor allem über den Vagusnerv, einen Nervenstrang vom Bauchraum bis zum Großhirn und Emotionszentrum; dabei gehen 90% der Kommunikation vom Darm aus und nur 10% vom Gehirn. Psychische Prozesse und Emotionen wirken sich also auf das Bauchhirn aus, und andersherum beeinflusst es Gehirn und Gemüt. Schon der Name zeigt, dass Ihr Verdauungsapparat eigenständig mitdenkt, ebenso klug und gutmütig wie ein Labrador. Hören Sie also auf Ihr Bauchgefühl, es ist ihr treuester Freund. Sie haben es vielleicht schon vermutet: Ihr enterisches Nervensystem bzw. labradorliebes Bauchhirn ist der Hauptsitz Ihres Vitalwesens und seiner entsprechenden Doshas.

Verdauung und Stoffwechsel

Mund, Speiseröhre, Magen, Darm, Leber und Niere gehören zum Verdauungssystem. Die Aufspaltung und Verdauung der Nährstoffe und das Ausscheiden der Abfallstoffe wird Stoffwechsel genannt. Ein guter Stoffwechsel versorgt jede einzelne Körperzelle mit allem Nötigen: Energieträger wie Zucker und Fett, Baumaterial wie Eiweiß und Hilfsstoffe wie Mineralien, Vitamine, Hormone und Enzyme. Ihr Stoffwechsel beginnt im Mund. Gutes Kauen zerkleinert nicht nur, es beugt auch Luftschlucken vor. Und ausschließlich im Speichel existieren einige wichtige Verdauungsenzyme. Wenn Sie Ihr Essen, selbst Suppe und Smoothies, nicht gründlich kauen oder lutschen, schmecken und genießen Sie kaum, belasten den Darm mit Unverdaulichem und vergeuden viele Nährstoffe. Hier entscheiden Sie das einzige Mal bewusst über Ihre Verdauung, nutzen Sie die Chance.

Der Körper teilt die Verdauungsarbeit in Kohlenhydrat-, Eiweiß-, Fettstoff- und Mineralstoffwechsel ein. Kohlenhydrate gelangen als Einfachzucker über die Darmschleimhaut ins Blut, und diesen Blutzucker benötigen die Zellen als Brennstoff. Sind diese versorgt, lagern die Leber und Muskeln den überschüssigen Zucker kurzfristig ein. Ist es oft zu viel, baut sie daraus Fett. Eiweiße zerkleinert Ihr Dünndarm zu Aminosäuren, den Bausteinen für alles: Enzyme, Hormone, natürlich Muskeln. Beim Fettstoffwechsel spaltet der Darm Olivenöl und Speck in einzelne Fettsäuremoleküle auf. Vom Blut aus nehmen Muskel- und Fettgewebe sie auf, auch die Leber. Fette sind wertvolle Massenspeicher für Energie und existenziell notwendiger Bestandteil von Zellmembranen, Hormonen und für die Verwertung einiger Vitamine.

Der Mineralstoffwechsel stellt beispielsweise Kalzium, Zink und Phosphor für den Knochen- und Zellaufbau zur Verfügung. Beim Stoffwechsel helfen auch Mikroorganismen, die im Darm leben. Gut 1,5 kg dieser Darmflora verarbeiten z.B. Ballaststoffe und bauen Vitamine. Der Darm produziert 90% des Serotonins und weitere Glückshormone sowie Immunbotenstoffe, sogenannte Zytokine. Diese beeinflussen die Hirnchemie, regen Zellen zum Wachsen und Absterben an. In zu hoher Menge lösen sie eine Art Zellenselbstmord aus und drücken die Stimmung; deswegen fühlt man sich bei Infekten oder nach Stressphasen oft niedergeschlagen bis regelrecht depressiv. Viele Studien belegen Zusammenhänge zwischen Depressionen oder Angststörungen und einer chronisch unbalancierten Darmbesiedlung. Ein gesunder Stoffwechsel ist die wichtigste Grundlage Ihrer Gesundheit und Funktionsfähigkeit. Erlauben Sie sich entsprechend qualitative, ruhige Mahlzeiten und genügend Pausen! Auch das beste Bauchhirn kann ohne Futter nicht arbeiten.

Hormone

Hormone sind Botenstoffe, die ähnlich wie Nerven Befehle und Informationen vermitteln. Drüsen bilden sie und geben sie ins Blut ab. Hormone regulieren Stoffwechsel, Abwehrkräfte, Schlafzyklen und Gewebeaufbau. Die Balance ist entscheidend; bei Angststörungen kann das Hormongleichgewicht komplett entgleisen, eine konstante, bewusste Yogapraxis stabilisiert es. Manche Hormone binden blitzschnell an Rezeptoren, manche brauchen lange. Die Aktivitätshormone Adrenalin und Noradrenalin sind schnell. Sie machen kurzzeitig stressresistent, konzentrierter und aufmerksamer. Die Leistungsbereitschaft ist hoch, Fett verbrennt; zu viele oder zu anhaltend bewirken sie das Gegenteil. Insulin ist bekannt: Es bindet Blutzucker in den Zellen. Auch Aktivitätshormon Cortisol reguliert Blutzucker und Fettstoffwechsel, verzögert Wasserausscheidung und wirkt entzündungshemmend. Gesunde Cortisolwerte folgen einem natürlich schwankenden Rhythmus. Die höchste Konzentration besteht früh morgens, weswegen man am besten dann aufsteht und den Schwung nutzt, erreicht nachmittags ein kleines Tief, erholt sich zu einem Nachmittagshoch und sinkt gegen Mitternacht auf den Tiefpunkt. Cortisol hat einen schlechten Ruf als gefährliches, dick machendes Stresshormon. Das stimmt aber nur, wenn der Wert chronisch zu hoch ist, doch selbst dann ist es ein Symptom und kein Auslöser. Dennoch: Kaffee stimuliert Cortisol, viel oder starker Genuss ist für tendenzielle Angsthasen unklug.

Das Bindungshormon Oxytocin wirkt prosozial, stärkt die Paarbindung, das Menschenvertrauen, reduziert Stress und Angst und macht empathisch. Berührungen, Massagen und beruhigende Umgebungen mit ruhiger Atmung schütten das Kuschelhormon aus. Die Glückshormone Serotonin und Dopamin beeinflussen Schlafrhythmus, Sexualtrieb, Körpertemperatur und machen stressresistenter und weniger ängstlich. Wer Angst hat, darf sich also wärmen. Endorphine sind körpereigene Drogen zur Schmerzlinderung und Lebensfreude. Wenn sie konzentriert ausgeschüttet werden, kommt es zu rauschartiger Euphorie. Körperliche Anstrengung wirkt da besonders gut, also darf Yoga ruhig mal fordern. Das beruhigende Schlafhormon Melatonin ist langsam. Deswegen kann man nach einem stressigen Abend oft nicht einschlafen. Die ausgeglichene Kombination aus den „fröhlichen" Hormonen mit den Aktivitätshormonen motiviert zu Bewegung und Regeneration.

Immunsystem und Lymphe

Das Immunsystem schützt den Körper vor Erregern wie Bakterien, Viren und eigenen Zellen, die zum Beispiel zu Krebszellen mutieren. Es besteht aus zwei Teilen: Das *angeborene* Immunsystem funktioniert von Geburt an; es spürt die meisten Krankheitserreger innerhalb weniger Stunden auf und zerstört sie. Das *erworbene* Immunsystem entwickelt ein immunologisches Gedächtnis durch einen lebenslangen Lernprozess. Beim Erstkontakt mit einem Krankheitserreger kann es zwar zögern, aber ab dann reagiert es blitzschnell, aggressiv und effektiv. Das Problem bei Panikstörungen liegt darin, dass das erworbene Immunsystem immer aufgeregt nach neuen Feinden Ausschau hält, im Eifer des Gefechts die eigenen Reihen manchmal nicht erkennt oder auf harmlose Zivilisten wie Pollen oder Nahrungsmittel überreagiert. So entstehen Autoimmunerkrankungen und Allergien.

An Aufbau und Funktion des Immunsystems beteiligen sich viele Organe, hauptsächlich das Lymphsystem, also Mandeln, Lymphknoten, Knochenmark, Blinddarm und Milz. Lymphgefäße verlaufen parallel entlang jedem Blutgefäß und transportieren Lymphe. Diese klare bis milchige Flüssigkeit enthält Nährstoffe, Fette, Eiweiße und Zelltrümmer, Abbaustoffe, Krankheitserreger und daher viele Immunzellen-Patrouillen aus

Fresszellen. In den Lymphknoten identifizieren, fressen und vernichten sie die unerwünschten Partikel. Die Lymphe bewegt sich durch Schwerkraft, wenn Faszien und Muskeln gestreckt und gedehnt werden, und verschiebt sich passiv durch den Herzschlag der benachbarten Blutgefäße. Bei Angststörungen, wenn der Puls schnell und flach flattert und sich die Gefäße verengen, können der Lymphfluss und so das Immunsystem nicht richtig funktionieren.

Atemsystem

Das Atmungssystem wird muskulär betrieben von der Zwischen- und Unterrippenmuskulatur und dem Zwerchfell. Zum Einatmen spannen sie an, ziehen nach unten, der Brustkorb geht auf. In dieses Vakuum fließt Sauerstoff aus der Atemluft über Mund, Nase und Rachen in die Luftröhre, wird angewärmt, angefeuchtet und gereinigt, fließt weiter in die Bronchien und ihre kleineren Verzweigungen bis in die etwa 300 Millionen Lungenbläschen. 300 Millionen Sandkörner wären eine größere Sandburg als Schloss Neuschwanstein. So viele Lungenbläschen atmen für Sie. Beim Ausatmen entspannt der Atemapparat und zieht sich in seine Form zurück, das drückt die Luft voller Kohlendioxid, Kondenswasser und Abfallgasen sanft heraus. Atmen ist ultimatives Detoxing. Einatmen ist also aktiv, Ausatmen passiv – es sei denn, wir helfen mit dem Anspannen und Einziehen der Bauchmuskeln nach.

Bei normaler Atmung, etwa bei Schreibtischarbeit, sind fünf bis sechs Liter Luft in der Lunge. Durchschnittlich sorgen 15 normale Atemzüge pro Minute für einen Gasaustausch von circa einem halben Liter, so viel wie eine kleine Wasserflasche. Dabei schafft die Lunge bei tiefer Atmung wie beim Joggen 4,8 Liter, also circa drei große Wasserflaschen. Bei Schreibtischarbeit benötigt das Gehirn eigentlich ebenso viel wie die Muskeln beim Joggen. Vier Liter mehr machen einen exorbitanten Unterschied für unsere Gesundheit, Fitness und Produktivität. *Alle* Zellen brauchen Sauerstoff, sonst ersticken sie. Angstgestörte Menschen atmen in der Regel zu flach, weswegen viele Stoffwechselprozesse ungünstig ablaufen und Blut und Muskeln übersäuern. Yoga mit konstantem Fokus auf Atmung verbessert den Gasaustausch nicht nur während des Übens, sondern allmählich auch im Alltag.

Herz-Kreislauf-System

Ohne die etwa fünf bis sechs Liter Blut, die unser Herz unermüdlich durch den Körper pumpt, wären wir auch mit ausreichend Sauerstoff nicht lebensfähig. Das Blut transportiert Nährstoffe, Hormone zur Kommunikation und die Atemgase Sauerstoff und Kohlendioxid, die auf roten Blutkörperchen reiten. Weiße Blutkörperchen gehen Immuntätigkeiten nach. Blutplättchen und Gerinnungsfaktoren sorgen dafür, dass Sie bei einer Verletzung nicht auslaufen und verbluten. Pro Tag bildet das Knochenmark gut 200 Milliarden neue Blutzellen, also grob zwei Millionen pro Sekunde. Das ist etwas mehr als Hamburg Einwohner hat. Obwohl wir ihn häufiger durch Alkohol, Medikamente, Stress, Schlafmangel oder unvorteilhafte Ernährung übersäuern, schwankt der Blut-pH-Wert stabil zwischen 7,0 und 7,8 bei angenehmen 37 Grad Innentemperatur. Das ist ein Grad weniger als eine Katze auf Ihrem Bauch. Das Herz verdient ein Loblied für jeden der durchschnittlich 60 Schläge pro Minute. Dauerhafter Stress erhöht die Herzfrequenz und lässt es hungern: Das Herz ernährt sich zwischen den Schlägen. Gönnen wir ihm also bewusst Picknickpausen. Und unserem Liebsten auch: Herzschlag und Atmung von verliebten Paaren synchronisieren sich, selbst dann, wenn sie mehrere Meter voneinander getrennt sind. Logisch: Bioelektrisches Feld, Vitalwesen und mentaler Wahrnehmungsraum des Bewusstseins schwingen nicht nur jeweils miteinander, sondern auch zwischenmenschlich (Seite 29). Gedankenlesen bei Verliebten ist also kein Wunder, aber trotzdem romantisch.

Wenn Sie zwischen Ihrem Körper und dem Vitalwesen differenzieren können und richtige Pflege und Lebensführung berücksichtigen, wenn Sie sich als Bewusstsein erkennen, das unabhängig von diesen existiert und einen guten Sinn im Leben hat, wenn Sie sich der Kraft Ihres Geistes bewusst sind und gezielt mit Mentaldateien umgehen, dann kann Sie nichts mehr erschüttern. Körperliche Symptome und Krankheiten sind Reaktionen auf Ihre vitalen und mentalen Energiefelder. Und Sie sind der alleinige Verursacher Ihrer Wahrnehmung. Was Sie nicht mit Aufmerksamkeit beschenken, ist nicht in Ihrem Sein. Wenn Sie die eigene Psychosomatik differenziert nachempfinden, können Sie Emotionen dem richtigen Urheber zuordnen; dann geht angemessenes und effektives Trösten viel schneller. Vielleicht brauchen Sie nur Schlaf – oder einen Schokoriegel. Vielleicht brauchen Sie aber auch eine ethische Grundsatzdiskussion im Beruf oder müssen eine Entscheidung in einer Beziehung treffen. Schalten Sie zuerst durch Beruhigung und Kräftigung Ihre Mentaldateien wieder aus. Dann gehen Sie das Auflösen der Ursachen an. Finden Sie Ihre Wahrheit.

TEIL 3: ANATOMIE DER ANGST

Sie wissen nun Bescheid über Leib, Seele und Bewusstsein und deren psychosomatische Interaktion. Sie kennen Ihren Wahrnehmungsraum, Ihre Verantwortung für Ihren Geist und verstehen Ein- und Ausschaltung von Mentaldateien und das verbundene Nacherleben. Lernen Sie nun auch Ihre Angst und Panik näher und besser kennen: Hier geht es um Erscheinung und Dynamik von diesen Emotionen, die Definition einer pathologischen Störung und deren vielschichtige Folgen auf alle Beteiligten. Stellenweise werden Sie vielleicht gähnen, vielleicht aber auch erschrecken.

Die geistigen, energetischen und körperlichen Reaktionen und Langzeitfolgen bei Angst und Panik sind detailliert und ausführlich beschrieben, damit Sie kleinste Facetten übergenau nachvollziehen können. Denn was Sie genau kennen und verstehen, ist nicht spannend; das zu lesen ist daher langweilig. Vielleicht kommen beim Lesen aber auch unangenehme Empfindungen auf. Ihnen wird eventuell erst jetzt klar, dass Sie ein Problem haben, oder das Ausmaß oder die Langzeitfolgen erschrecken Sie. Das ist nicht schlimm. Lesen Sie es noch mal und noch mal und noch mal und noch mal – bis es nicht mehr aufregend ist; bis es einfach neutrale Fakten sind, die Sie da lesen, und keine Auslöser mehr.

Ein paar Zahlen

Rund 15 Prozent der Bevölkerung erkranken in Deutschland im Verlauf eines Jahres an einer Angststörung. Damit sind Angststörungen die häufigste psychische Erkrankung. Angststörungen entstehen nach heutiger Auffassung durch ein Zusammenspiel biografischer, psychosozialer, genetischer und neurobiologischer Faktoren. Die Wahrscheinlichkeit, einer Panikstörung zu erliegen, beträgt „nur" zwischen 1,5 und 2%. Das Risiko scheint also relativ niedrig zu sein, ist aber für die Betroffenen richtig scheiße. Das sagt man nicht, aber genau so ist es. Wiederkehrende Panikattacken können Leben zerstören und für alle beteiligten Menschen nachhaltig Lebensfreude und Vertrauen zerrütten. Glücklicherweise sind sie besser erforscht und nachhaltiger behandelbar als noch vor wenigen Jahren.

Nicht durch ein eindeutiges, traumatisierendes Erlebnis ausgelöste, also *un*spezifische Panikstörungen treten in ca. 80 % der Fälle vor dem 30. Lebensjahr auf, nach dem 45. Lebensjahr oder in der Kindheit nur sehr selten. Sie beginnen mit einer plötzlichen Attacke und oft kommen innerhalb eines Jahres bei wiederholten Panikattacken Symptome hinzu. Der Anteil der Panikpatienten mit einer Agoraphobie beträgt ca. 50 % (Angst vor geschlossenen oder weiten Plätzen, Seite 64). Nicht behandelte Störungen führen häufig zu einer Chronifizierung: 50 - 80 % der Patienten zeigen keine oder nur eine sehr leichte Besserung, bei 10 - 30 % entwickeln sich mittlere bis schwere Symptome. Sie treten häufig begleitend mit weiteren Angsterkrankungen, Depressionen, somatoformen Störungen und Suchterkrankungen auf. Das führt oft zu chronischen Krankheiten, längeren Krankschreibungen, Frühberentungen, sozialem Rückzug oder Isolation und generell fehlender Lebensqualität; entsprechend steigt die Suizidbereitschaft.

Betroffene Menschen nehmen selten eine Behandlung in Anspruch, zum Teil, weil sie nicht wissen, dass ihre Situation nicht normal ist, oder weil sie keine Hoffnung auf Besserung haben. Wer felsenfest weiß, dass etwas aussichtslos ist, ändert es auch nicht. Und auch, weil sie sich schämen, es ihnen peinlich ist und sie hoffen, es gehe von allein weg, wenn sie sich nur gut genug zusammenreißen. Einige haben vielleicht Vorurteile, wenn es um „die Psyche" und entsprechende Probleme geht, finden das schwammig und irgendwie unseriös; manche haben Angst vor Psychologen und Gesichtsverlust:

Definition

Was werden die Leute denken, die Familie, wie den Kollegen erklären, dass man *Angst* hat? Und auch noch einfach so, ohne richtigen Grund?

Wer sich unsicher ist, ob er überhaupt Hilfe braucht, und anonym bleiben möchte, kann zum Beispiel „Therapie.de Panikstörung Test" im Internet suchen und einen seriösen, kostenlosen, unverbindlichen Schnelltest machen.

Das *Diagnostic and Statistical Manual of Mental Disorders (DSM)* ist ein Klassifikationssystem von psychiatrischen und psychischen Erkrankungen der *Amerikanischen psychiatrischen Gesellschaft (APA)*. Die aktuell gültige fünfte Auflage (DSM-5) von 2013 wird auch in Deutschland häufig berücksichtigt. Jedoch gilt international, auch in den USA und hier, vorrangig die *Internationale statistische Klassifikation der Krankheiten und verwandter Gesundheitsprobleme in 10. Auflage und deutscher Modifikation (ICD-10-GM)*. Beide Systeme dienen der Reproduktion und statistischen Verwertbarkeit von psychiatrischen Diagnosen und bedeuten ein einheitliches Vokabular für das psychoanalytische, medizinische und verhaltenstherapeutische Fachpersonal. Diese Verschlüsselung von Diagnosen in der ambulanten und stationären Versorgung ermöglicht internationale Übereinkunft und national die Einstufung und Abrechnung im Gesundheitssystem und der Krankenkassen. Das ist sinnvoll, Erforschung, Behandlung und Finanzierung der milliardenfach individuellen Färbung von „ich habe Angst" wäre sonst unmöglich.

Es gibt verschiedene Erscheinungsbilder von Angst:

1) „eine Grundstimmung im Sinne einer Sorge", also Furcht im eigentlichen Sinne;

2) „die akute Empfindung", also natürliche Angst, aber auch Panik, Entsetzen oder Verzweiflung, die dicht aufeinander folgen;

3) „die Phobie, also die heftige Reaktion gegen jedwede Vernunft vor bestimmten Situationen, Tieren oder Gegenständen", also eine Form der Angststörung, die aber noch gut zu vermeiden sein könnte;

4) „die Panikattacke als plötzliche, anfallsartige Angstzustände ohne direkt erkennbare Ursache", die unausweichlich ist.

Diese Erscheinungsbilder werden im Folgenden der Reihe nach detailliert beschrieben.

Furcht

Die Vorstufe von Angst ist *Furcht*. Sie bezeichnet berechtigten Respekt oder Misstrauen vor einer unangenehmen oder angreifenden Präsenz, seien es nun Naturgewalt, Monster unter dem Bett, wütende Eltern, lüsterne Männer oder Gottes Zorn. Das möchten Sie nicht. Bei der ersten Andeutung oder dem Gedanken daran erstarren Sie, halten die Luft an, wappnen sich und treffen entsprechende Vorsorge: Sturmversicherung, Teddy im Arm, Geburtstagsblumen für Mama, Pfefferspray in der Tasche, regelmäßiges Beten: Das beruhigt. Einmal tasten, Handy, Schlüssel, Geld in der Tasche? Tür zu, los geht's. Wenn die befürchtete Situation aber doch eintritt und die Sicherheitsmaßnahmen nicht ausreichen, so packt Sie Angst.

Angst

Jede ernst erscheinende Bedrohung von Bequemlichkeit, Identität oder Existenz löst *Angst* aus. Sie entdecken die riesige fette Spinne in der Dusche oder kein einziges Bier mehr im Kühlschrank – zack! Sie rennen los, den Horror vor Augen, und kreischen: „Schaaaaaaaaaatz! Ich brauch dich! Sofort!!"

Angst ist, energetisch betrachtet, eine starke Strömung in die dem Auslöser entgegengesetzte Richtung. Ihre Aufmerksamkeit, also Ihre mentale Energie, richten Sie fest auf den erhofften Fluchtpunkt. Ziel ist Sicherheit, Schutz vor der Bedrohung: ein Ort, ein Gegenstand, eine Bezugsperson, auch neue oder alte Lebensumstände oder ein bestimmtes Verhalten oder Handeln; dieser Wahrnehmungsraum enthält die Bedrohung nicht mehr. Dennoch können Sie nicht umhin, intensiv an die Bedrohung zu denken, sozusagen ein mentales Im-Auge-Behalten. Ihre Wahrnehmung geht in zwei Richtungen: zum vorgestellten sicheren Fluchtpunkt einerseits und zur Bedrohung im Hinterkopf. Solange Sie den Ausweg noch sehen und kennen, verfolgen Sie ihn hochmotiviert und mobilisieren Energie. Entsprechend powern Ihre drei unteren Chakren Prana ins System und strömen über die Nadis in Glieder und Organe. Überaktiviert reagiert Ihr Orthosympathikus.

Angst kommt von *angustia,* wörtlich „Enge“, und benimmt sich auch so. Sie reduziert den Wahrnehmungsraum und beschränkt das Zukunftsdenken aufs Unmittelbare.

Panik

Sind Sie sicher beim Schatz im Arm, haben Sie heldenhaft die Spinne zermatscht oder das letzte Bier doch selber gefunden, dann fühlen Sie sich gerettet. Tief durchatmen – die Symptome normalisieren sich. Ist Ihr Schatz aber weg und die Spinne zu groß, der Kühlschrank leer und es ist Sonntag, dann gelingen weder Flucht noch Angriff: Die Falle schnappt zu, Sie sind von allen Auswegen abgeschnitten, rettungslos umzingelt. Sie würden sich zwar befreien, doch wissen Sie nicht wie, suchen gehetzt nach Lösungen. Ohne Fluchtmöglichkeit geraten Sie in Panik. Panik ist in die Unerträglichkeit gesteigerte Angst, gefolgt von Kopflosigkeit und schließlich Lähmung. Es wird eng und enger im Brustkorb. Keuchend und stoßweise geht die Atmung; hastig, kurz, flach, nur oben ins Schlüsselbein. Sie hecheln, sprechen kaum oder nur abgehackt. Energetisch ist Panik eine Streuung: Der Wahrnehmungsraum ist zwar groß, aber zerrissen und zerstreut. Die Aufmerksamkeit rast hoch, runter, hin, her, links, rechts, rundherum, flackert in alle Richtungen, aber hält nichts fest, erreicht kein Ziel. Der Wahrnehmungsraum beschränkt sich nur auf das überlebensnotwendige Minimum sofortiger Verbesserung in unmittelbarer Nähe, das schnellste Erreichbare. *Jetzt sofort Rettung!* Für sinnvolle Zukunft, für intelligente Pläne, nachhaltige Lösungen ist keine Zeit. Ein Ertrinkender greift jeden Strohhalm. Die unteren drei Chakren stehen hier mehr als zuvor im Vordergrund, es geht nur noch um Bereitstellen von Überlebenskraft. Mitgefühl, Kommunikationsfähigkeit, Weitsicht oder gar spirituelle Bewusstheit, die drei bzw. vier oberen Chakren, sind nicht gefragt.

Entsetzen

Bei Angst und Panik hatten Sie noch Hoffnung auf Rettung. Doch die gibt es nicht – jetzt erkennen Sie Überwältigung, Ausweglosigkeit. Sie erkennen die Unabwendbarkeit der Niederlage, dass Sie sich nicht wehren, nicht retten, nicht fliehen können, dass es Sie packt, dass es so ist, wie es ist. Es ist aus! Doch gleichzeitig: Das darf nicht, kann nicht sein! *Ich will es nicht!* Im Versuch, die Unausweichlichkeit irgendwie abzufedern, mobilisieren Sie eine Art riesigen Airbag aus mentaler Energie. Sie wissen genau, dass der Wagen Sie rammen wird. Indem Sie als letzte hilflose Geste die Arme hochreißen, den Kopf wegdrehen und die Augen zukneifen, schieben Sie einen Energiestau gegen die erwartete Vernichtung. Durch dieses Blockieren der Wahrnehmung, diesen Schock, diese Stauchung schon während der Katastrophe wird auch die spätere Erinnerung daran blockiert, verschwommen oder verdrängt. Der Wahrnehmungsraum ist also ein fixiertes Feld zwischen Ihnen und dem überwältigenden Bezugspunkt, seien das Person, Objekt oder Erkenntnis. Der Atem zieht schnell und heftig ein mit einem gequälten stöhnenden Laut. Der Brustkorb ist zum Platzen gebläht, der Atem stockt, die Augen starr geweitet oder zugepresst. Ausatmen geht nicht, um sich gegen den erwarteten Aufprall zu panzern. Jedes letzte Prana-Fitzelchen ballt sich in der Körpermitte.

Verzweiflung

In der Verzweiflung dämmern nun die Konsequenzen des Vorgefallenen. Damit einher geht Hoffnungslosigkeit und Entladung. Aus dem mentalenergetischen Airbag rieselt die Luft raus wie aus einem traurigen schrumpligen Luftballon, der in einen Kaktus geweht ist. Der Stau löst sich auf, Prana sickert davon. Parallel zum Gefühl des Entschwindens verhält sich die Atmung. Der Atem strömt aus, aus, aus; die Stimme fleht oder wimmert, die Einatmung seufzt. Sie knien oder kauern, verknoten die Hände, umfassen sich selbst an den Oberarmen oder kreuzen sie vor der Brust, vielleicht wippen Sie, blicken zum Himmel oder stumpf ins Leere. Bittere Tränen rollen, der Schock vergeht, die Betäubung lässt nach, der Schmerz kommt mit aller Kraft. Sie können nicht fassen, dass passiert ist, was passiert ist, wie es so kommen konnte, warum, warum ... Die Konsequenzen sickern ein: Wie soll es weitergehen? Niemals wieder kann es so sein, wie es war, und das tut weh, tut soooo weh. Der Stau löst sich, Ihre Aufmerksamkeit formt sich erneut zu Strom, doch zäh und düster nach innen. Ihr Wahrnehmungsraum ist voller Erinnerungsbilder an das, was gut und wertvoll war und jetzt entgleitet. Die Zukunft ist das Nichts. Alle Chakren arbeiten wieder, sogar gemeinsam, aber Prana sickert nur mühsam hoch und schwemmt unten wieder raus.

Diese Gefühle sind unangenehm und überwältigend, aber per se nicht schlimm. Wenn Ihnen das Auto geklaut wird, dürfen Sie ruhig mal Panik haben oder verzweifelt sein. Bei schlimmeren Geschehnissen erst recht: Wenn ein Angehöriger verstirbt oder Ihnen eine schwere Krankheit diagnostiziert wird, braucht es ein umso höheres Maß an Akzeptanzvermögen, um gelassen und heiter zu bleiben. Diese Emotionen gehören zum Leben dazu und sind eine vollkommen normale Reaktion auf unerwartete Katastrophen, die das Lebensglück bedrohen.

Angststörung IDC F40.- bis F40.9

Als *spezifische bzw. phobische Angststörungen* werden Störungen bezeichnet, bei der Angst ausschließlich oder überwiegend in eindeutigen, an sich ungefährlichen Situationen auftritt, z.B. vor gewissen Tieren, Orten, Interaktionen oder Handlungen. Folglich vermeiden die Betroffenen diese Situationen oder ertragen sie mit der Furcht, körperliche oder psychische Symptome könnten ausbrechen. Allein die Vorstellung, dass die phobische Situation eintreten könnte, erzeugt meist schon Erwartungsangst.

Unter dem Begriff *Agoraphobie* wird eine relativ gut definierte Gruppe von Phobien mit der Angst, sich dort aufzuhalten, wo Flucht schwierig oder peinlich wäre oder wo im Falle einer unerwarteten oder situationsbedingten Panikattacke keine Hilfe erreichbar wäre, zusammengefasst; das betrifft zum Beispiel die Vorstellung, aus dem Haus zu gehen, Geschäfte zu betreten, unter Menschen (-mengen) oder auf Plätzen zu sein oder öffentliche Verkehrsmittel, Brücken und Fahrstühle zu benutzen. Die Vermeidung steht im Vordergrund, daher leben viele Agoraphobiker ohne Angst, wenn sie den Auslösern ausweichen können.

Bei *sozialen Phobien* besteht die Furcht vor prüfender und abwertender Betrachtung durch Mitmenschen. Je nach Schwere umfassen sie überschaubare Kontexte wie Vorträge halten oder öffentliches Singen bis hin zu generellem Unwohlsein, niedrigem Selbstwertgefühl und Furcht vor Kritik oder Entblößung in jeder sozialen Situation. Die dadurch auftretenden Beschwerden wie deutliches Erröten, Händezittern, Übelkeit oder Toilettendrang schieben die Betroffenen oft auf konkrete Umstände der Situation (zu viel Kaffee, wichtiges Bewerbungsgespräch) und erkennen nicht, dass der echte Grund des Auftretens eine wiederkehrende Störung ist. Die Symptome können sich bis zu Panikattacken steigern.

Panikstörung IDC F41.- bis F41.9

Unter *generalisierten Angststörungen bzw. Panikattacken* versteht man wiederholtes Auftreten von unvorhersehbaren, plötzlichen exzessiven Angstattacken und unkontrollierbare Sorgen bezüglich allgemeiner Ereignisse und Tätigkeiten, zum Beispiel „der Job“, „die Kinder“, „das Leben“, in einem Zeitraum von mindestens 6 Monaten an der Mehrzahl der Tage. Die Panik bezieht sich nicht auf spezifische, ganz konkrete Situationen, Personen, Objekte oder Umstände wie ein Streit mit dem Chef oder die Risikoschwangerschaft der Tochter, nicht auf eine andere psychische Störung, entsteht nicht durch eine Substanz oder Krankheit. Die Episode intensiver Angst und extremen Unbehagens ist vom Restempfinden selbst bei hohem Grundstress klar abgegrenzt und erreicht innerhalb von circa 10 Minuten einen Höhepunkt. Anzahl und Schwere der Panikattacken sind unterschiedlich, aber regelmäßig; zum Beispiel können sie über mehrere Monate wöchentlich mittelstark auftreten oder eine Woche lang täglich massiv, worauf einige ruhige Wochen folgen. Die festgelegten Kriterien für die Diagnose einer solchen Störung sind neben überwältigender Panik mindestens drei der Symptome. Wer schon Berührung mit dem Thema hatte, wird vieles wiedererkennen.

Betroffene fürchten zudem auch in Ruhephasen noch wochenlang weitere Attacken und sind besorgt, welche Bedeutung oder Konsequenzen diese haben. Sie ändern ihr Verhalten oder Aussehen aus Vorsicht oder Verunsicherung teilweise radikal; zum Teil mit erheblichen Konsequenzen für den Alltag und Beziehungen, z.B. durch Kopfrasur, Kündigung, Trennung, Rückzug.

Da Panikstörungen sehr oft mit Agoraphobie auftreten, wird unterschieden zwischen *mit* und *ohne Agoraphobie*. Die Phobie auslösenden Orte werden vermieden oder nur in Begleitung und unter großer Angst vor den Symptomen aufgesucht. Diese verursachen deutliches Leid. Wesentlich sind *akut* plötzliches massives Herzrasen, Brustschmerz, Kribbeln, Taubheit, Beklemmung, Schweißausbruch, Erstickungsgefühle und Atemnot, Schwindel, Ohnmachtsgefühl und Entfremdungsgefühle, Angst vor Kontrollverlust oder unwillkürliches Einnehmen einer Schutz- oder Abwehrposition. *Allgemein oder sekundär* besteht Grübelneigung, Reizbarkeit, Ruhelosigkeit, Konzentrationsstörung, leichte Ermüdbarkeit, schnelle Frustration oder Hoffnungslosigkeit, muskuläre Anspannung, vegetative Übererregbarkeit, Schlafstörungen, oft gefolgt von der Furcht, zu sterben oder wahnsinnig zu werden.

Anatomie der Angst

Zwei unterschiedliche Mechanismen führen zu körperlichen Angstreaktionen oder Panik: einer ungenau, unbewusst, aber blitzschnell, der andere präziser, bewusster und langsamer; der erste eine unbewusste Dramatisierung eines Erlebnisses oder eine instinktive Schutzreaktion der Säugetiernatur des Vitalwesens, der zweite eine unangenehme, aber bewusste Einschaltung (Seite 41).

Angenommen, Sie bemerken beim Waldspaziergang aus den Augenwinkeln einen dunklen Schatten. Dieser kaum bewusste Reiz löst eine Dramatisierung aus. In der ersten Millisekunde der Wahrnehmung schätzt Ihr Vitalwesen Pi mal Daumen, ob eine potentielle Gefahr besteht oder nicht. Falls ja, weist es das Angstzentrum Amygdala im limbischen System des Gehirns an, eine passende körperliche Defensivreaktion in Gang zu setzen: Herzrasen, Hormonausschüttung, Muskelspannung. Während Sie nun erst den Schatten bewusst im geistigen Wahrnehmungsraum sehen, hält Ihr Vitalwesen schon mal den Körper im Angstmodus bereit und erwartet Ihre Reaktion: auf in den Kampf oder auf und davon?!

Der zweite Mechanismus wirkt langsamer, bearbeitet die Situation detailgenauer und verläuft in anderen Hirnteilen. Sie nehmen einen Reiz wahr, aktivieren die Sehrinde und erkennen den Schatten bewusst. Ihre unmittelbar anschließende Schlagwortsuche #düstereSchattenimWald in Ihrem geistigen Erinnerungsarchiv liefert eine passende, aber unerfreuliche Mentaldatei. Entweder unbewusst, wenn es sich um ein verdrängtes Unglück handelt, oder halb bewusst, wenn Sie sich erinnern, es aber wegschieben möchten. In beiden Fällen schaltet die Mentaldatei ein und Sie erleben entsprechend damalige Erlebnisse, Körperempfindungen und Emotionen akut nach (Seite 42).

Bewusst oder unbewusst: Sobald wir das Gefühl haben, jetzt geht es um die Wurst, rauscht Adrenalin durch unsere Adern. Dieses Stresshormon bindet schnell an bestimmte Rezeptoren und aktiviert den Sympathikus, den aktiven Part unseres Nervensystems. Entsprechend getriggerte Hirnareale regen Hormonausschüttung von Noradrenalin, Adrenalin und Cortisol an (Seite 54). Doch die 40.000 Neuronen im Herzen kommunizieren bereits ohne die Hormone mit dem Gehirn und es reagiert sofort mit erhöhter Pumpleistung und geweiteten Kranzgefäßen. Das Blut fließt bis zu fünfmal schneller und ist extrastark mit Sauerstoff und Nährstoffen angereichert, um den Skelettmuskeln Kampf- oder Fluchtenergie bereitzustellen. Die sind entsprechend angespannt und reaktionsbereit und verbrauchen deutlich mehr Blutzucker als sonst, der wird jetzt vom Gehirn abgezogen. Von durchschnittlich 60 Schlägen pro Minute kann der Puls auf 180 ansteigen. Die rasche Beschleunigung führt oft zu einer vorübergehenden, völlig ungefährlichen Rhythmusstörung; Herzrasen ohne körperliche Betätigung ist also weder bedrohlich noch unerklärlich. Auch bei rascher Beruhigung macht unser Herz gern mal einen harmlosen Aussetzer zur Verlangsamung; das ist keine Herzrhythmusstörung. Umgekehrt bewirken längere starke Angst und Panik Verkrampfung, ebenfalls unbedenklich. Der Atem ist zu rasch und zu flach, geht nur bis in den Brustkorb statt in den Bauch. Statt gemütlichen 14-15 Atemzügen pro Minute hecheln wir doppelt so viel und hyperventilieren. Bei Panik haben viele Betroffene sogar nur Schnappatmung bis ins Schlüsselbein; über den Mund atmen sie nun zu viel Kohlendioxid aus. Der Kohlendioxidabfall führt zu einem Mangel an Kalzium im Blut, was die Verkrampfungen bewirkt. Die Muskelanspannung verengt die Blutgefäße. Sie empfinden Kribbeln, Taubheit oder Krämpfe in Lippen, Händen und Füßen, manchmal auch Druck und Enge im Brust- und Halsbereich. Der oberste Teil der Speiseröhre und die Herzkranzgefäße verkrampfen oder verengen sich; das führt zu starken, stechenden Schmerzen im Brustbereich. Deswegen fürchten Betroffene einen Herzinfarkt oder Erstickung und hyperventilieren noch mehr. Fehlender Zucker und Sauerstoff beeinträchtigen nun das Gehirn. Schwindel, Ohnmachtsangst, Unwirklichkeitsgefühle, Konzentrationsstörungen und Denklähmung treten auf. Das Herz rast noch schneller, um doch irgendwie Sauerstoff zu transportieren. Durch die Verspannung des Magens und Darms entstehen Übelkeit, Brechreiz und Krämpfe. Dann werden die Ausscheidungsorgane aktiviert. Stressschübe führen zu Harn- oder Stuhldrang, ganz ursprünglich, damit kein Ballast die Flucht stört oder Angreifer abgestoßen reagieren. In einer anschließenden Entspannungs- bzw. Erschöpfungssituation werden ebenfalls die Ausscheidungsorgane aktiviert, weil die Verkrampfung nachlässt. Betroffene haben daher oft Angst, das Haus zu verlassen, wenn sie nicht wissen, wo die nächste Toilette ist. Doch obwohl diese Organe stimuliert werden, kommt es nicht zu Kontrollverlust.

Als Grundspannung übertragen sich diese Symptome auf viele Lebensbereiche. Falls Sie mit Anspannung einschlafen, löst sie sich manchmal im Schlaf als elektrische Entladung der Muskulatur. Wenn Sie durch Zuckungen Ihrer Extremitäten oder Knirschen wach werden, erschrecken Sie vielleicht vor diesen vermeintlich bedrohlichen Vorgängen. Tatsächlich ist jedoch nichts Gefährliches passiert: Wenn Ihr Hund beim Träumen zappelt, finden Sie das süß.

Panikpatienten fürchten oft, verrückt zu werden. Entweder ist die Intensität der Gefühle so stark, dass es ängstigt. Oder sie verwechseln die hohe emotionale Anspannung mit generellem „Wahnsinn". In manchen Fällen kommt es, wie auch bei massivem Schock, bei Schmerz oder Nahtoderlebnissen, zu einer außerkörperlichen Wahrnehmung, Dissoziation. Sie dissoziieren zum Schutz vor Reizüberflutung, sodass die Einheit der Person bedroht erscheint. Häufig bestehen danach Entfremdungsgefühle gegenüber sich selbst (Depersonalisation) oder gegenüber der Umwelt (Derealisation). Diese Erlebnisse haben nicht das Geringste zu tun mit beginnendem Wahnsinn und sind auf Grundlage yogischen Wissens logisch: Der Energiekörper trennt sich von der Wahrnehmungsposition des Vitalwesens, was er ja ohnehin immer kann. Hier fällt es dem Betroffenen nur zum ersten Mal auf und das auch noch unter schlimmen Umständen; deswegen erscheint es nicht nur ungewöhnlich oder merkwürdig, sondern verrückt. Dabei kann es auch bei sehr großer Freude, Massenjubel oder einem echten Orgasmus passieren, dass Sie sich von außen sehen. Einige mentale Übungen zielen darauf ab, diese Wahrnehmungsposition alltäglich einzunehmen.

Manche Panikpatienten erleben ihre Attacken innerlich als akustischen überwältigenden Lärm. Sie empfinden sie so ohrenbetäubend laut wie Straßenlärm, Prasseln von Gewehrsalven oder Waldbrände, Wutausbrüche und Schreien, sodass sie sich nicht vorstellen können, dass andere nichts bemerken: den Konzentrationsmangel, die Wortfindungsstörungen, das durch den inneren Lärm etwas zu laute oder zu leise Sprechen, den Herzschlag, den Lärm im Kopf, den Strom in der Haut, die Verspannungen. Zusätzliche Angst und Scham, ertappt zu werden, sich zu blamieren oder anderen Angst zu machen oder sie zu beunruhigen, führen zu sozialer Isolation.

Tatsächlich sind Panikattacken, wenn Sie nicht gerade offensichtlich hecheln, weinen oder zucken, von außen nicht wahrnehmbar; höchstens schauen Sie vielleicht ernst und wirken etwas angespannt. Sie müssen sich also nicht verstecken! Fremde merken es selten, wahre Freunde mögen Sie trotzdem und nehmen Sie in den Arm, und dann geht's auch schnell wieder. Oder gehen Sie ins Kino, Museum oder in einen Vortrag; dort sind Sie sind nicht allein, aber werden nicht beobachtet und müssen nicht interagieren, Gesellschaft ohne Nebenwirkungen quasi. Sie sehen: Panikattacken sind auf vielfältige Weise unschön, aber an sich nichts Unerklärliches oder Schlimmes. Keine Panik, es ist nur Panik!

Pathologie der Panikstörung

Entweder löst der Inhalt einer negativen Mentaldatei oder eine akute Bedrohung in der Gegenwart Stress aus, und Sie sehen dadurch Ihr zukünftiges Wohlergehen in Frage gestellt. Also ergreifen Sie, wie bei den Emotionen beschrieben, die Flucht, oder Sie verwandeln den Impuls in Angriff als beste Verteidigung. Sie reagieren sich ab und verwandeln die Spannungsenergie in Bewegung. Der Parasympathikus kann anschließend übernehmen. Hin und wieder ein Schock ist gesund für das Herz.

Permanente Reizüberflutung jedoch belastet Ihre Faszien als zentrales System der Bewegung, innerkörperlichen Wahrnehmung und Nervenkommunikation sowie Ihren Stoffwechsel als zentrales Element der Existenzerhaltung und Hormonkommunikation (Seite 54). Reagieren Sie sich nie ab, implodiert der angesammelte Energieüberschuss nach innen auf zwei Wegen: Er schüttet Neuropeptide aus, im Nervensystem wirksame Proteine, die veränderte Stimmung, Gereiztheit oder Nervosität auslösen. Der andere Weg führt zu Verspannungsmustern im Körper. Faszien übertragen und speichern Spannung: Bei Bewegung ziehen sie sich zusammen und entladen und verstärken die Muskelspannung katapultartig für die nächste Bewegung. Doch häufiger Fehlalarm führt zu ständiger Muskelverspannung ohne anschließende Entladung. Wenn Sie das netzartige Kollagengewebe nicht ausreichend bewegen, geschmeidig und geschmiert halten, verkleben seine Zucker- und Eiweißbestandteile. Die Netze verfilzen und speichern zudem weniger Wasser, werden also grundsätzlich weniger elastisch. Ihre angespannten Gefühle, Ihre verkrampfte Fluchthaltung sind wie festgebacken. Das Fatale: Haben sich Ihre Sorgen und Belastungen erst einmal so in den Faszien eingeklebt, können sowohl sie wie auch Muskeln und Gelenke nicht mehr einfach lockerlassen. Selbst bei nachlassendem Stress stecken entspannungsbereite Muskeln nun in einem engen Korsett und erleiden Funktionsverlust. Die schützende und formgebende Natur der Faszie wird zu einem Muskelgefängnis. Die gequetschten Blutgefäße und eingeengten Nervenzellen reagieren entsprechend und melden Schmerzen, Sensibilitätsstörung, Taubheitsgefühl und Kribbeln. Mangelversorgung entsteht. Da die Faszie ein riesiges Netz ist, kann es an einem Ende verkleben, aber am anderen Ende zwicken. Triggerpunkte aktivieren auf diese Art ganze Schmerzareale.

Das Leitsymptom dieses sogenannten **Muskel-Faszien-Syndroms*** sind daher oft unspezifische, teilweise großflächige Schmerzen. Die Schmerzrezeptoren werden immer empfindlicher, kleinste Signale werden viel intensiver empfunden. Das zentrale Nervensystem wird so sensibel, dass es ganz ohne Reiz Schmerz aussendet. Das Vitalwesen kriecht auf dem Zahnfleisch und wimmert vor Überforderung. Es bildet das sogenannte Schmerzgedächtnis, also eigene Dateien. Der Schmerz ist dann kein nützliches Warnsignal mehr – er selbst ist nun eine eigene Krankheit geworden. Derweil melden die Propriozeptoren dem Gleichgewichtszentrum im Stammhirn zurück, dass sich die Körperlage im Raum verändert, ausgelöst durch verspannte Schulter-Nacken-Muskulatur und eine Versteifung der Beine. Es registriert Unsicherheit beim Stehen und Gehen. Diese Gleichgewichtsstörung, häufig erlebt als Benommenheit oder Ohnmachtsangst, resultiert meistens nicht in einem Drehschwindel durch das Gleichgewichtsorgan im Innenohr, auch nicht in Kreislaufschwindel durch niedrigen Blutdruck, sondern in einem attackenartigen Schwankschwindel wie auf Schiffsboden. Das ist ein häufiger Grund, warum Angstbetroffene und Agoraphobiker nichts mehr alleine unternehmen.

Blockaden, negative Denkmuster, Ängste – das backt in den Faszien fest. Eine elastische Gewebshülle mit guter Spannkraft verhindert als Stoßdämpfer Gelenkverschleiß und -entzündungen. Fehlt der Puffer, leidet die Gelenkschmiere, der Abbau des Gelenkknorpels beginnt, Sehnen werden brüchig, Blutgefäße starr. Ein Problem für die Lymphe, es kommt zum Stau. Dabei wird Fibrinogen, ein Klebereiweiß, im umliegenden Gewebe eingelagert und in den körpereigenen Klebstoff Fibrin umgewandelt. Dies verklebt das Fasziengewebe erst recht.

Ein schönes Beispiel ist der Iliopsoas, der große Hüftbeugermuskel, im Yoga auch Muskel der Seele genannt. In angespannter Form zieht er den Oberschenkel in Richtung Oberkörper, wie etwa im Sitzen. Er ermöglicht zusammen mit den Core-Muskeln die Rumpfspannung für aufrechte Haltung, Stabilität und Gleichgewicht (Seite 30). Beim Strecken des Beines nach hinten, beim Abrollen im Gehen oder Laufen hilft sein Agonist, also der Po. Im Ausfallschritt dehnen Sie den Iliopsoas im gestreckten Bein. Es zieht vom Bauchnabel bis zum Knie die Hüfte und den Oberschenkel entlang. Den meisten Bewegungsmuffeln und Vielsitzern tut das weh. Durch seinen Verlauf von der Lendenwirbelsäule über die Hüfte zum Knie und der Verbindung zum Zwerchfell durch die Faszien erleidet der Iliopsoas Stress doppelt: Die Einatemreflexe einerseits und die Fluchtreflexe zum Losrennen andererseits spannen ihn, dabei ziehen wir uns zusammen, die Knie zur Brust bzw. beugen uns vor. Chronische Verkürzungen dort führen so am Becken, am Iliosakralgelenk, in der Lendenwirbelsäule und am Zwerchfell zu permanentem Zug. Das ist oft die Ursache für Rückenschmerzen, Ischias, Knieschmerzen, aber auch Menstruationsbeschwerden, Verdauungsprobleme und Atemnot. Um das kurzfristig auszugleichen, fallen die Schultern und der Brustkorb vor, die Brustwirbelsäule rollt sich ein. Der Kopf legt sich in den Nacken, um weiterhin geradeaus schauen zu können. Wird

* Ein **Syndrom** ist eine Kombination von verschiedenen, typischen Symptomen, die überzufällig oft gemeinsam vorkommen. Ein Syndrom ist rein beschreibend, wenn eine klare Diagnose der Ursache nicht möglich ist, aber zumindest eine grobe, vorläufige diagnostische Zuordnung der Symptommuster.

die Hüfte nun nicht aufgedehnt, bleibt die Schonhaltung und wird zum neuen Problem: Die Halsfaszie von Kinn/Ohr zum Herzen überstreckt und verklebt, der Nacken versteift. Ein Rundrücken bildet sich, der Oberkörper kippt vor, zum Ausgleich bildet sich ein Hohlkreuz. Die eingefallenen Schultern und Rippen quetschen erneut auf Lunge und Herz, die mangelhaft versorgt werden und ihrerseits andere Organe entsprechend schlechter mit Sauerstoff und Blut beliefern. Das Vitalwesen mit Sitz im Bauchraum wird buchstäblich eingeklemmt und verkümmert. Es entsteht ein sehr komplexes Schmerzmuster, das schwerwiegende ganzheitliche Funktionsausfälle auslösen kann. Deswegen ist Hüftöffnung und Herzöffnung beziehungsweise Rückbeuge der Brustwirbelsäule ein Hauptthema jeder Yogapraxis.

Konstante mentale und emotionale Anspannung drückt sich also in komplexen Schmerzen oder Funktionsstörungen des Bewegungsapparats aus. Doch damit nicht genug: Der Stoffwechsel, wichtigstes Element der Gesunderhaltung und Regeneration, erlahmt. Durch die Verkrampfung aller Organe und Gefäße hinkt die Nährstoff-Glucose-Magnesium-Versorgung, der Abtransport von Säuren und Abbaustoffen ist erschwert. Die folgende Übersäuerung des Körpers erzeugt Reizungen und Entzündungen im Gewebe, die Riss- und Stoßgefahr steigt. Die Störung der Zellatmung ermöglicht freien Radikalen, denen in ihrer Struktur ein Elektron fehlt, dieses von anderen Molekülen zu klauen. So geschädigte Moleküle, zum Beispiel Erbsubstanz, die für die Erneuerung der Gewebe zuständig ist, können nicht mehr richtig arbeiten, chronischer Stress verschiebt den täglichen Cortisol-Rhythmus und erhöht den Wert konstant: eine häufige Ursache für nächtliche Panikattacken und gehetztes Morgenaufschrecken. Auch erklären von erhöhtem Cortisol ausgelöste Fettstoffwechselstörungen den Heißhunger auf schnelle Energielieferanten wie Zucker und Snacks, die dann aber nicht in den Muskeln verbrannt, sondern schnell als Bauchspeck eingelagert werden. Chronisch von Panik Betroffene wirken oft ausgezehrt und tragen dennoch einen Schwimmring um den Bauch.

Die Folgen eines gestörten Schlafes sind gravierend: Im Schlaf werden die Stoffwechselprodukte des Tages abgebaut. Den Hormonhaushalt trifft es hart: Besonders viele Wachstumshormone entstehen im Schlaf, deswegen regenerieren Wunden und geschädigtes Gewebe über Nacht schneller als über Tag. Das Immunsystem wird geschwächt, die Infektanfälligkeit steigt. Auch die Psyche erholt sich nachts; Menschen mit Schlafstörungen kämpfen häufiger mit Depressionen als Menschen mit gesundem Schlaf. Tagesmüdigkeit führt zu Leistungsabfall, Konzentrationsschwäche, Reizbarkeit und Unruhe. Entsprechend düstere Gedanken und Gefühle begleiten diese belastenden Muster.

Wenn Sie unter starken Ängsten leiden und dann noch Ihr Körper ausfällt, nehmen Sie die Welt anders wahr als Menschen ohne diese Störung. Sie sind derart überreizt, dass Sie viele Situationen als gefährlich einstufen, die andere Personen nicht so sehen. Ihr Wahrnehmungsraum wird immer mehr zur Blechdose (Seite 33). Ein Vermeidungsverhalten hält diese Muster aufrecht und es entstehen immer festere negative Glaubenssätze. Sie schaffen sich selbsterfüllende Prophezeiungen, die Sie in Ihrem Erleben bestätigt sehen. Schicht um Schicht werden Ihre Blockierungen dicker. Mit der Zeit verändert sich die ganze Persönlichkeitsstruktur. Es kann zu unkontrollierten inneren oder offen ausgelebten Gefühlsausbrüchen kommen, zu Konzentrationsmangel, gestörter Selbstwahrnehmung, Schuldgefühlen, eingeengter Wahrnehmung, rigidem Denken, Denkblockaden, Gedächtnisstörungen, Gedankenkreisen, Änderungen in Beziehungen zu anderen, zu Scham oder Vertrauensverlust und natürlich zu weiteren Panikattacken.

Ursachen

Das erste Mal

Der Begriff „klassische Konditionierung" wird in der Psychologie verwendet, wenn neutrale Reize wie etwa Torte oder Tunnel zusammen mit einem angstauslösenden Reiz auftreten, zum Beispiel ein Scheidungsstreit am vierten Geburtstag oder ein Autounfall. Als Folge lösen dann alle Torten und Tunnel selbst Angst aus – obwohl keine reale Gefahr besteht. Das Perfide an einer ersten oder generell an unspezifischen Panikattacken ist, dass sie natürlich bereits ihrerseits eine *sekundäre* Erscheinung sind, also eine Dramatisierung einer Mentaldatei durch einen Auslöser. Das weiß der Betroffene aber nicht. Deswegen denkt er, etwas in der aktuellen Situation habe die Panik *primär* verursacht – und greift zu Vermutungen und Interpretationen. Diese beobachtet er dann in zukünftigen Situationen so misstrauisch, dass er dadurch eine wirkliche sekundäre Konditionierung selbst erschafft. Ein vereinfachtes Beispiel für ein traumatisches Erlebnis: Hochsommer, Eiswagengedudel, ein neugieriges Kleinkind. Ein böser Mann im Eiswagen. Schmerz, Überwältigung, Panik. Drohungen, Schock. Die Folge: ein verdrängtes Kindheitstrauma. Ein vereinfachtes Beispiel für die erste Panikattacke: Das Kind, nun ein junger Mann, mit der Freundin im vollen Hundepark. Hochsommer, ein Eiswagen-Handyklingelton. Und BÄMM: überwältigende Panik, Horror, Ekel. Scheinbar unerklärlich, aus dem Nichts; in Wahrheit eine Dramatisierung des damaligen Erlebnisses. Der junge Mann ist verwirrt, seine Freundin geschockt. Beide rätseln: „Vielleicht die Hunde…? War da damals nicht der bissige Hund vom Hausmeister…? Der war so biestig… das hat bestimmt unbewusst geprägt… man hat ja auch Steinzeitinstinkte… und jetzt so viele auf einmal, einige bedrohlich, dazu die Hitze…" Nun könnte er vor lauter Erwartung einer erneuten Panikattacke in Verbindung mit Hunden beim Anblick eines Hundes so nervös werden, dass er sich Hunde als Auslöser tatsächlich antrainiert. Denn die erste richtige Panikattacke kann ein so intensives, existenziell bedrohliches und in sich traumatisierendes Erlebnis sein, dass darauf Erwartungsangst, umfangreiches Vermeidungsverhalten und Misstrauen gegen den plötzlich unberechenbaren Körper folgen. Sie tritt meistens außer Haus auf, weshalb rasch eine Agoraphobie dazukommt. Plötzlich verliert das Leben seine Selbstverständlichkeit. Ein extremes Sicherheitsbedürfnis nach Versicherungen, Angehörigen, Ärzten oder Psychotherapeuten kommt auf.

Biologische Ursachen

Nicht jeder Hund liegt in einer schlechten Kindheit begraben. Neben unbewältigten Erlebnissen der Vergangenheit lösen auch aktuelle psychische Gründe Panikattacken aus. Ursachen können auch biologischer oder chemischer Natur sein. Des Weiteren können eine lange ungesunde Lebensführung oder chronische Krankheiten Panikattacken schleichend in vitalenergetischer Ebene beginnen lassen. Biologische Ursachen sind zum Beispiel Erkrankungen, die Gehirn, Nervensystem, Hormone oder die körperliche Wahrnehmungsfähigkeit angreifen; es gibt ganze Listen an wenig bekannten Syndromen oder Krankheiten.* Auch unvermutete Ursachen wie Störungen des Innenohrs, Gleichgewichts, Herzrhythmus oder Lungenkrankheiten, sogar Migräne, Schilddrüsenüberfunktion oder parasitäre Infektion können der Grund sein. Das Letzte ist leicht nachvollziehbar: Selbst wenn Sie nicht wissen, dass Sie Parasiten haben, weiß es Ihr Vitalwesen und reagiert mit entsprechendem Horror, wenn Krabbelzeug in Ihnen Eier legt. Die biologische Erklärung ist natürlich, dass parasitäre Ausscheidungen oder die Zellwände absterbender Bakterien toxisch auf das Immunsystem reagieren, was das Hormongleichgewicht drückt. Sogar Unterzuckerung und Schlafmangel bewirken Angstschübe. Haben Sie also vorsichtshalber einen Schokoriegel und ein Kissen in der Handtasche. Manche Panikattacken sind vorübergehende Nebenwirkungen von Medikamenten, welche entweder bei Erstaufnahme oder nach Dosierungsgewöhnung auftreten. Es ist auch nicht ungewöhnlich, dass während der Zeit des Absetzens von gewissen Antidepressiva Panikattacken auftreten. Verschiedene legale und illegale Drogen lösen während eines Rauschs, beim Ausnüchtern oder Entzug harmlose bis massive Angststörungen aus. Dazu gehören Amphetamine, Alkohol und tatsächlich Kaffee. Sogar Atmen könnte ein Grund sein. Beim Hyperventilations-Syndrom, viel zu schneller Brust- oder Schlüsselbeinatmung, entsteht übermäßig viel Kohlendioxid im Verhältnis zur Sauerstoffmenge im Blut. Das bewirkt die auf Seite 66 näher beschriebene körperliche Reaktionen und auch Panik. Wenn Sie Angst vor einer Erkrankung haben, bitten Sie Ihren Arzt um eine Untersuchung dieser Ausschlusskriterien. Es wird Sie beruhigen zu wissen, dass Sie gesund sind trotz der Heftigkeit Ihrer Symptome oder dass Sie im Falle einer Krankheit eine klare Diagnose mit Behandlungsplan erhalten. Doch akzeptieren Sie, dass Sie Ihre nächste Panikattacke trotzdem existenziell bedrohlich erleben werden, sonst wäre es keine. Wenn Sie ständig das Gefühl haben, sich untersuchen lassen zu müssen, aber keine Symptome haben außer *Angst vor möglichen Erkrankungen*, könnten Sie unter einer Phobie leiden. Lassen Sie das direkt mituntersuchen.

* Eine kleine Auswahl: Angina pectoris, Hypoglykämie, Hypoxie, Hyperthyreose, Morbus Wilson, Phäochromozytom, Mitral-Klappen-Prolaps, Lungenembolie, Asthma bronchiale, Chorea Huntington, Anaphylaxie, Karzinoide.

Vitalenergetische Ursachen

Die ayurvedische Definition von Gesundheit und Krankheit spricht Bände: Gesundheit ist mehr als nur die Abwesenheit von Krankheit. *Svastha* bedeutet „im Selbst verweilen". Sie leben ausgeglichen und kraftvoll auf allen Ebenen Ihrer Persönlichkeit, solange Sie sich Ihres Seins und Ihrer Konstitution, Ihres *Prakriti* bewusst sind, Ihrem persönlichen vitalenergetischen Konstitutionsmuster (Seite 45f.). Ihr Prakriti zu leben ist die Voraussetzung für ein langes, gesundes und erfülltes Leben. Krankheiten werden im Ayurveda als Disharmonie dieses inneren Gleichgewichts definiert. Wenn das Dosha-Verhältnis aus dem Gleichgewicht gerät, verändert sich Ihre Konstitution zu *Vikriti*. Prakriti ist gesunde Natur und Vikriti die gestörte Natur. Eine Störung der Doshas ist Ursache von Krankheit. Sie beginnt, wenn Prakriti mit einem mental, vital oder biologisch krankmachenden Faktor in Berührung kommt. Dosha-Störungen manifestieren sich zuerst im energetischen und emotionalen Bereich. Vata als Bewegungsprinzip ist das erste Dosha, welches bei Stress und ungünstigen Lebensumständen reagiert, aber natürlich gibt es auch ein Pitta- oder Kapha-Vikriti. In allen Fällen entstehen Störungen des *Agni*, des Verdauungsfeuers (Seite 54). Der Stoffwechsel leidet, Nahrung wird schlechter verdaut, Nährstoffe weniger aufgenommen, Zellen anfälliger aufgebaut. In diesem Sinne steht jede Krankheit mehr oder weniger in Verbindung mit einer unausgeglichenen Verdauung. Mangelerscheinungen und gestörter Zellaufbau machen Ihr Vitalwesen zu Recht irgendwann besorgt, ängstlich, schließlich panisch. Immerhin steuern Sie zielgenau auf Krankheit und Elend zu, seinen natürlichen Horror. Sie werden also die körperlichen hormonellen Reaktionen beobachten und die Emotionen Ihres Vitalwesens fühlen, aber keine unmittelbar offensichtliche Ursache feststellen. Das könnte Sie wiederum verunsichern und Sie bekommen Angst vor Ihrer unerklärlichen Fresslust und ungeklärten Panik, die seltsamerweise immer in der Gemüseabteilung und vor dem Süßigkeitenregal aufwallen. Je verunsicherter Sie werden, desto verzweifelter wird Ihr unverstandenes Vitalwesen. Es redet nicht; es kommuniziert wie Ihr Hund in Handlungen und Emotionen: Plötzlich rennen Sie nachts zum Kühlschrank mit Heißhunger auf etwas, das Sie nicht mal genau kennen. Bis Sie deswegen schließlich heulend zusammenbrechen und Antidepressiva verschrieben bekommen. Dabei hätten es ein paar Karotten getan.

Sofern die Provokation kurzfristig und einmalig ist, neutralisiert sich der ursprüngliche Zustand rasch. Ihr körperliches und vitalenergetisches Akzeptanzvermögen und Immunsystem verzeihen Schwankungen aufgrund seiner Homöostase (Seite 30). Im Anfangsstadium können Sie mit einfachen Maßnahmen wieder Ausgleich schaffen. Doch sobald Strukturen geschädigt, Grenzwerte überschritten werden, Vata übermäßig unbalanciert wird, verlässt es aufgrund seiner Dynamik seine Hauptregionen im Körper, verschiebt und expandiert. Bereits anfällige oder geschwächte Bereiche werden zuerst befallen und erkranken. Typische Störungen sind trockene, schuppige Haut, Schlafstörungen, Nervosität, innere oder körperliche Unruhe, Sorgen, Grübeln, Rastlosigkeit, Schwindel, Schwäche, Tinnitus, Verstopfung, Durchfall, Blähungen, Aufstoßen, Nebenhöhlen- oder Atembeschwerden, Gelenkbeschwerden oder weitere Beschwerden der Verdauung oder des Bewegungsapparats. Je nach Stärke der Störung braucht es natürlich mehr oder weniger intensive und lange Rekonvaleszenz.

Wenn Vata sich im Gleichgewicht befindet, gedeihen Kreativität und Flexibilität, Leichtigkeit und Freude. Bei gestörtem Vata sind Furcht, Nervosität und Angst die Folge. Dass das Bewegungsprinzip mit seiner physikalischen Luft/Wind-Komponente nicht nur Blähungen oder Schluckauf provoziert, sondern auch vitalenergetische und mentale Störungen, liegt an der zusätzlichen feinstofflichen Komponente Äther/Raum. Sie steht für energetische Bewegung, Wachstum, Beweglichkeit, Flexibilität, Kreativität und Expansion. Gemäß dem physikalischen Gesetz der Trägheit der Masse ist der Körper eben der langsamste von allen; Gedanken sind schneller als Wind. Längerfristig kommt es zum **Vata-Syndrom**. Das begleitet und verstärkt viele gesundheitliche und psychische Erkrankungen in der westlichen Welt. Bei 80% aller Magendarmkrankheiten, Nervosität, Angst- und Panikstörungen und Depressionen liegt eine massive Vatastörung vor, selbst wenn sie nicht die erste Ursache war. Das klingt viel, aber logisch: Umweltbelastung; Stress oder straffe Tagespläne; zu wenig Natur bzw. „unnatürliche" Lebens- oder Arbeitsräume; zu wenig Bewegung; unregelmäßiges, gehetztes, unausgewogenes Essen, von ständig laufenden Fernsehern, Laptops oder sonstigen Medien begleitet und daher unachtsam gekaut. Derartiges ist stark vataerhöhend. Weitere Faktoren sind exzessiver, zu geringer oder unpassender Gebrauch der Sinne oder entsprechende Handlungen, abnorme Ausprägung der Jahreszeiten, Klima, berufliche und private emotionale Belastungen, Lärm oder schnelle, harte Musik, permanente Geräuschkulisse, brutale, erschreckende, gewaltsame Medien. In neuerer Zeit belasten auch Fernsehen, Laptop, Handy oder sonstige künstliche, bläuliche Lichtquellen, grelles Licht, kalte Farbtöne, irritierende Muster und Bilder durch übermäßig unnatürliche Reize, elektromagnetische Felder oder Elektrosmog. Das ständige Hören oder Aufnehmen von allgemeinen oder familiären Problemen, schlechten Nachrichten in der Presse oder im Freundeskreis oder emotional kalte oder verletzende Kommunikation belasten ebenfalls.

Biografische Ursachen

Psychische Auslöser für eine Angststörung sind oft gravierende oder einschneidende äußere Erlebnisse wie ein persönlicher Verlust durch Umzug, Trennung oder Trauerfall, ungewollte oder unschöne Übergänge von Lebensphasen, signifikante Veränderungen oder (Mit-)Erleben eines schrecklichen Unfalls oder einer Katastrophe. Auch innere Konflikte wie eine unglückliche Beziehung, Werte- oder Orientierungslosigkeit oder die Diagnose einer Krankheit können dazu führen. Das Erlebnis, selbst wenn es offensichtlich schrecklich ist, wird meist nicht in seiner Tragweite als existenziell bedrohlich erkannt. Manchmal sind es auch viele unschöne Erlebnisse oder eine generelle Zermürbung durch wiederkehrende Situationen. Studien legen beispielsweise einen Zusammenhang zwischen mangelnder Durchsetzungsfähigkeit in Alltagskommunikationen und Panikstörung nah.

Urerlebnis

Ein Bewusstsein erlebt immer mehr Frustration und irgendwann ist das Akzeptanzvermögen schleichend oder durch ein einziges gravierendes Erlebnis überstrapaziert. Sie merken, dass Sie Ihre guten Absichten nicht durchsetzen können oder andere überwältigen Sie. Sind Sie nicht mehr nur frustriert, fühlen Sie sich regelrecht vernichtet, so kommt es zur oben beschriebenen Panik und zum Entsetzen. Dabei bildet sich ein **Negativprogramm**, ein programmatischer Glaubens- oder Leitsatz wie etwa: „Ich schaff das nie", „aus mir wird nie was", „ich darf das nicht", „ich genüge nicht" oder „ich bin immer zu dumm". Ein gravierendes Verlust- und Frustrationserlebnis übersteigt das Akzeptanzvermögens derart, dass sich das Bewusstsein vernichtet fühlt: wenn Widerstände zu groß, Schwierigkeiten unüberwindlich werden, wir aber dadurch eine wichtige Existenz, ein Leben, eine Zukunft verlieren, mit der wir uns identifiziert hatten. Wir erkennen blitzartig, dass es hoffnungslos ist. Doch können wir diesen Verlust nicht gelassen hinnehmen, es tut zu weh, es geht zu viel verloren. Dieses Vernichtungserlebnis wird **Urerlebnis** genannt. In solchen Momenten geben wir uns selbst, unsere Ziele und damit letztlich das Erfüllen unseres Urauftrags auf. Wir ordnen uns den nun überwältigend erscheinenden Umständen als Opfer unter, statt sie weiterhin als Hindernis annehmen zu können. In genau diesen Momenten bildet sich das Negativprogramm und wir registrieren es nicht einmal, denn es ist ja kein Ergebnis langen Nachdenkens. Es schießt als spontaner Gedankenblitz durch den Kopf, als Anerkennen unseres Unvermögens oder unserer Unfähigkeit. Denn in dieser akuten Situation *sind* wir tatsächlich zu klein, genügen nicht, sind zu dumm, allerdings nur in *dieser* Situation. Urerlebnisse bzw. die Momente des schlimmsten Schocks sind unbewusst, denn wir verdrängen sie anschließend. Im Moment des Geschehens ist das Erlebnis so überwältigend, dass wir es auf keinen Fall ertragen wollen. Also verschließen wir uns auch vor der Erinnerung daran. Wir können also nicht reflektiert aufarbeiten, dass unsere Unfähigkeit nur situationsgebunden war, und das Negativprogramm wirkt ab da hinterrücks in jeder Lebenslage, die das Akzeptanzvermögen strapaziert. Negativprogramme stehen in Konflikt mit ursprünglichen, positiven Programmen. Die positiven Programme drücken den Willen aus, die negativen den Widerwillen. Als Ergebnis kommt es zu ständiger Selbsteinschränkung und innerem Konflikt in Bezug auf das Thema: „Ich würde ja, aber ich kann nicht", „ich möchte ja, aber ich mag nicht", „Ich darf nicht", „ich bin zu xyz". Ein Urerlebnis bedeutet, dass Sie als schwingendes System durch die negative Schwingungsenergie des Erlebnisses zerbrochen werden wie das Glas vom hohen C (Seite 29). Danach setzen Sie sich zwar neu zusammen, aber Sie haben einen Knacks und klingen nicht mehr rund.

Karma

Diese Urerlebnisse sind der Kern des Unheils und das, was im eigentlichen Sinne **Karma** bedeutet. Im Yoga heißt jede Altlast, jeder Knacks aus der Vergangenheit Karma. Karma vertritt das Prinzip, dass Ihre Handlungen der Vergangenheit auf Ihre Gegenwart wirken beziehungsweise Ihre Gegenwart Ihre Zukunft bestimmt. Andersherum wird auch Ihre Gegenwart von der Zukunft bestimmt, denn Sie gestalten ja Ihre Gegenwart nach dem, was und wer Sie in der Zukunft sein und erreichen möchten. Karma ist kein Konto, auf das man gute und schlechte Punkte einzahlt. Karma bedeutet, dass auf allem, das in Ihrer Vergangenheit nicht abgeschlossen wurde, potentiell noch Spannung liegt, welche im Heute oder Morgen wieder aktiviert werden und Sie beeinflussen kann. Um selbstbestimmt zu leben, sollten Sie mit Vergangenem aufräumen. Da Angststörungen so gut wie immer aus Unverarbeitetem resultieren, könnten Sie das als Anlass nehmen, Ihr Karma anzugehen. Halten Sie mentalen Frühjahrputz und beenden Sie in der Gegenwart Ihre Vergangenheit – für Ihre Zukunft.

Posttraumatische Belastungsstörung

Sie erinnern sich: Erlebnisse sind als Mentaldatei abgespeichert, Dramatisierungen sind halb bewusste oder unbewusste plötzliche Einschaltungen von ebenfalls nur halb bewusstem negativem Vergangenem mit gegenwärtigem Nacherleben der ganzen körperlichen, energetischen und mentalen Komponenten, was Ihren Blick auf die Gegenwart und Ihr auf die Zukunft gerichtetes Handeln unangemessen verzerrt und Sie fremdbestimmt (Seite 42). Nach einer traumatischen Erfahrung, nach einem Urerlebnis ist es also möglich, dass auffällige, für den Betroffenen untypische körperliche und psychische Reaktionen auftreten. „Seit XYZ ist er nicht mehr der Gleiche", heißt es dann, „von ABC hat sie sich nie erholt", „über %&§ ist der gesamte Freundeskreis nie ganz hinweggekommen." Dabei ist es völlig unberechenbar, wann diese Beschwerden zum Vorschein kommen. Yoga betrachtet diese Reaktionen als eine völlig normale Antwort auf ein völlig unnormales Ereignis. Die Dramatisierung an sich ist logisch, aber ohne den Kontext für andere unlogisch; bei Verdrängung oder nur halber Bewusstheit für den Betroffenen selbst auch.

In der Psychologie wird eine Dramatisierung *posttraumatische Belastungsstörung (PTBS)* genannt. Man versteht sie ebenfalls als eine normale Reaktion auf ein zutiefst belastendes, katastrophales Erlebnis, das bei fast jedem Menschen zu einer tiefen Verstörung oder Verzweiflung führen würde. Traumatische Ereignisse umfassen Situationen, in denen der Betroffene selbst oder eine Person, die er beobachtet, eine schwere körperliche oder mentale Verletzung oder Übergriffigkeit erfährt oder in der die psychische oder ethische Integrität bedroht wird. Beispiele sind Naturkatastrophen, schwere Unfälle, Vergewaltigungen oder sonstige extreme Bedrohungen. Zeuge von gewaltsamen Ereignissen zu sein, kann ebenso traumatisieren wie selbst betroffen zu sein. Entscheidend ist, dass die Erfahrung so überwältigend ist, dass sie nicht angenommen und verarbeitet werden kann. Sie sprengt das individuelle Akzeptanzvermögen. Folgen sind häufig Erkrankungen wie Medikamenten- oder Alkoholmissbrauch, Angststörungen, Persönlichkeitsstörungen oder Depressionen.

Klesha und Fehlidentifikation

Laut Patanjalis Yoga-Sutra (Seite 15) ist die Hauptursache einer jeden Missstimmung oder Geistestrübung der Zweifel an unserer wahrhaftigen Identität, nämlich ein immerwährendes Bewusstsein mit Urauftrag und Teil des Allseins zu sein. Das Gefühl, vom Universum getrennt zu sein, resultiert in der Fehlwahrnehmung, man sei sein eigener Energiekörper, Vitalwesen oder Menschenkörper. Die falsche Erkenntnis „Ich bin nicht eins" beziehungsweise „Ich bin allein/abgetrennt" führt zwangsläufig dazu, dass wir uns mit einer begrenzten Vorstellung unseres Daseins identifizieren. Da Angst immer die Fähigkeit infrage stellt, erfolgreich zu leben und zu überleben, ist sie ein gewichtiger Grund für psychisches Leid. In der yogischen Philosophie werden die fünf Formen der Fehlidentifikation **Klesha** genannt. Statt sich weiterhin als spirituelles Bewusstsein zu begreifen, unterliegen Sie durch ein oder mehrere Urerlebnisse der Selbstbegrenzung und identifizieren sich damit. Das heißt, Sie halten Ihre (negativen) Glaubenssätze, Rollen im Leben oder Koshas für die Wahrheit. Mit anderen Worten: Wenn Sie passionierter Kleingärtner sind, ist das schön; wenn Ihnen die Rolle des „grünen Däumelings" viel wert ist, auch gut. Doch wenn Sie vergessen, dass es nur *eine* Rolle neben Vater, Koch, Sohn, Sekretär, Zum-Arzt-Geher, Die-Kinder-Abholer, Müllmann, Briefmarkensammler und Ehemann ist oder sie so wichtig nehmen, dass Sie Ihren Lebenserfolg mit dem Zustand Ihres Schrebergartens gleichsetzen, dann sitzen Sie in der Falle. Wer sich mit seiner Rolle identifiziert, statt sie mit Freude zu tragen und nach Bedarf zu wechseln oder zu beenden, dem ist Unheil vorprogrammiert.

Diese fünf Quellen des Leidens sind erstens *Avidya*, Unwissenheit durch Verwechslung, Illusion, (Selbst-)Täuschung und Fehlwahrnehmung. Ein klassisches Beispiel: Sie finden sich fett, oder andere lassen Sie das glauben, Sie haben aber in Realität höchstens drei Kilo zu viel. Sie kasteien sich permanent ohne Ergebnis: Unglück pur. Ihr Vitalwesen krebst auf Sparflamme herum, Sie kriechen auf dem Zahnfleisch, von Energie keine Spur und selbst, wenn Sie dünn sind, kein Hauch Lebenslust. *Asmita*, Selbstbezogenheit, Egoismus oder die Tendenz, sich zu ernst zu nehmen, ist ebenfalls hinderlich. Dazu gehört nicht nur das Festhalten an der Idee, ein begrenztes, vergängliches und einzelnes Wesen zu sein, sondern auch, jede Ihrer Angstphasen ernst zu nehmen und nach tiefen Ursachen durchzuanalysieren, ständig Entscheidungen je nach Laune neu abzuwägen, fortwährend Ihrer aktuellen Befindlichkeit Aufmerksamkeit zu schenken und sich selbst gegenüber eine Helikoptermutter zu sein. So brennen Sie aus und vergeuden Ihre Energie. *Raga* ist das Streben nach schönen Erfahrungen, von denen wir annehmen, darin echtes Glück zu finden; auch Gier, übermäßiges Wünschen, Verlangen oder Begehren. Das erklärt sich von selbst: Wer zu verbissen zu viel will, macht sich das Leben schwer. *Dvesha*, Abneigung, Ekel, Ablehnung von Veränderung oder Unbekanntem, ist ein Zeichen für fehlende Gelassenheit und mangelndes Akzeptanzvermögen. Das ist zudem gefährlich, denn wenn Sie etwas stark fokussieren, selbst wenn es ablehnend ist, gehen Sie damit in Resonanz und ziehen es an (Seite 29). *Dvesha* ist das Ablehnen von schlechten Erfahrungen in der Annahme, dass sie unser wahres Glück verhindern. *Abhinivesa* ist Todesangst, die Angst davor, den Körper und diese Welt zu verlassen beziehungsweise das Festhalten am Leben.

„Der Mensch ohne Unterscheidungskraft identifiziert sich mit dieser Masse Fleisch, Fett, Haut und Knochen, während der Mensch mit Unterscheidungskraft weiß, dass sich das Selbst vom vergänglichen Körper unterscheidet. Der einfältige Mensch denkt, er sei der Körper. Ein Pandit, der einige spirituelle Bücher gelesen hat, identifiziert sich mit einem Mix aus Körper und Seele, während der befreite Weise sein ewiges, unwandelbares Selbst erkennt. Solange der gelehrte Pandit seine falsche Identifikation mit dem vergänglichen Körper nicht ablegt, so lange wird er keine Befreiung erlangen,

auch wenn er den Vedanta studiert haben sollte. Die Identifikation mit dem physischen Körper ist die Wurzel des Leides von Geburt und Tod und allen Begleiterscheinungen. Deshalb unterlasse sofort die Identifikation und du wirst keine Wiedergeburt mehr erleben. Oh unwissender weltlicher Mensch, gib Moha für diesen physischen Körper auf, der aus Fleisch und Knochen besteht. Identifiziere dich mit dem reinen Brahman und erreiche so Unsterblichkeit und ewigen Frieden!"[*]

Das sagt doch eigentlich alles.

[*] Sivananda, Swami (2007). Jnana Yoga. Divine Life Society. Seite 98ff.

Angst oder Angststörung?

Die Emotionen Angst und Panik manifestieren sich also auf motorischer, vegetativer und kognitiver Ebene: von unkontrollierbarem Zittern und Schwäche der Skelettmuskulatur über ein überreiztes vegetatives Nervensystem mit entsprechender Hormonausschüttung, Herzrasen, Schweißausbruch und Atemnot bis zu verengtem Wahrnehmungsraum, problemfixierter Aufmerksamkeit, fehlender Gelassenheit oder Lebensfreude. Das fühlt sich dauerhaft ekelhaft und grauenvoll an. Möglicherweise erstarren Sie in eigentlich schönen Situationen, erschrecken vor düsteren Zukunftsaussichten, meiden Familientreffen. Vielleicht wollen Sie manchmal schreien, rennen, wild um sich schlagen, heulen, zusammenbrechen oder am Boden eingerollt die Stirn am Teppich reiben. Vielleicht machen Sie das sogar auch. Ist das schlimm? Ist das bedenklich?

Nein. Das *ist* einfach so. Unerwünschte, erschreckende oder bedrohliche Umstände fühlen sich eben so an, lösen das aus. Weltweit laufen die emotionalen Reaktionen bei Angst bis Verzweiflung bei Mensch und Tier genau so ab. Menschen ohne Angststörungen durchleben diese Emotionen und Reaktionen exakt gleich, teilweise auch lähmend heftig. Jeder hat mal Angst.

Angst ist wie Schönheit: Sie liegt im Auge des Betrachters. Der wütende Hund, Mamas eingelaufener Lieblings-Kaschmirpulli, die Kündigung, der Autounfall, das Erdbeben, der riesige Pickel: ein Grund zum Lachen oder zum Weinen? Der Unterschied zwischen normaler und pathologischer Angst besteht also erstens in der Situationsangemessenheit und zweitens in der kurz- und langfristigen Regeneration Ihrer psychischen und körperlichen Handlungsfähigkeit, Ihrer Fähigkeit zu Gelassenheit und zu Akzeptanz. Sie bestimmen, welche Reize welche Emotion auslösen dürfen, für wie lange und wie laut – wenn überhaupt. Diese Fähigkeiten können Sie trainieren!

Wenn Sie wirklich vollkommen ehrlich überhaupt keine Störung durch gelegentliche Angst empfinden, gehört das einfach zum Leben dazu. Doch wenn Sie selbst, und nur Sie selbst, mit Ihrer Angst ein Problem haben, dann dürfen Sie daran arbeiten. Und das gilt genauso auch für andere „schlimme" Gefühle.

TEIL 4 | AUSSCHALTUNG UND AUFLÖSUNG VON ANGST

Sie wissen also Bescheid über Ihren Leib, Ihre Seele und Ihren Geist, über Wahrnehmungsraum und Akzeptanzvermögen und kennen deren psychosomatische Interaktion. Sie verstehen Angst und Panik, die Abgrenzung zu Angst- und Panikstörung und deren vielschichtigen Einfluss auf alle Beteiligten. Verschiedene Parteien sind beteiligt und brauchen daher auf ihren jeweiligen Ebenen Trost, Heilung und Zuwendung. Deswegen muss die Behandlung einer Angst- oder Panikstörung ganzheitlich erfolgen. Immer müssen Sie Achtsamkeit und ungetrübte Wahrnehmung üben, Fehlidentifikationen mit Lebensrollen und negative Glaubenssätze aufspüren und auflösen. Ihren Geist bis zur Glückseligkeit zu klären, bedarf einiger Zeit und Konsequenz. Doch das ist weder aussichtslos noch unschaffbar, auch wenn es viel scheint. Es ist wie mit jedem Training, das gesund ist, jahrelang vernachlässigt und nun aus Leidensdruck doch unvermeidbar wurde: Am Anfang kostet es Mühe und Überwindung, sei es Fitness, gesunde Ernährung oder Beziehungspflege. Doch Glück und Gesundheit sind Ihre natürliche Anlage. Psyche und Körper nehmen positive Veränderungen schnell an, sie werden zur Gewohnheit und machen Spaß. Es gilt, Ihren Weg zu finden und Ihr Tempo und Ihre Intensität den Bedürfnissen Ihres Wesens anzupassen. Verweigerung von notwendigen unbequemen Änderungen bringt Sie nicht voran. Selbstmitleid oder Bedauern von Freunden und Familie tröstet kurzfristig, aber bewegt nichts. Es hilft nichts, sich vor seinen Gefühlen zu verschließen. Diese wollen angeschaut werden, auch unangenehme; wenn Sie sie unterdrücken, werden Sie auf irgendeiner Ebene krank. Durch das Anschauen gewinnen Sie an Selbstbestimmheit und Klarheit. Die Illusion in Ihnen wird aufhören, wenn Sie sich sammeln, konzentrieren, beruhigen und stärken. Dann finden Sie zu sich selbst zurück.

Gute Gesellschaft, Tapetenwechsel und Urlaub sind deshalb entspannend und heilsam, weil sie Ausschaltung bewirken. Die Umorientierung Ihrer Aufmerksamkeit bewirkt Ausschaltung von offenen Mentaldateien und Einschaltung von anderen Mentaldateien oder Konzentration auf die Gegenwart. Bei Abwesenheit von negativen Auslösern fühlen Sie sich reizfrei und richten Ihre Aufmerksamkeit auf schöne Dinge. Oder atmen mal und schlafen durch – wie ein Pollenallergiker im Winter. So verschwinden allmählich die Spannungen des Alltags und es kommt zur Beruhigung.

Orientierung nach außen bewirkt Ausschaltung des Inneren, sofern der Umgebungsreiz stärker und anziehender ist als Ihre geöffneten Mentaldateien. Yoga kann Ihnen helfen, weil Sie sich auf Ihren Körper, Atem und Herzschlag konzentrieren müssen. Das erdet Sie im Jetzt, denn beides findet nur in der Gegenwart statt, es schult Ihren Geist als Konzentrationsübung. Und Yoga unterstützt Vitalwesen und Körper durch vielfältige körperliche und energetische Wirkung. Auch Orientierung nach innen hilft, etwa positive Affirmationen oder Sammlungsübungen.

Neue Verhaltensmuster: 21, 30 oder 66 Tage?

Je mehr wir unter Angst, Panik oder Depression leiden, desto dringender erhoffen wir Erlösung von diesem Leid. Wir knüpfen irrational hohe Erwartungen an mögliche Abhilfen und reagieren ungeduldig auf „zu langsame" Entwicklung. Liebe Menschen hoffen mit uns auf spontane Wunderheilung. Natürlich ist nachvollziehbar, dass Schmerz und Orientierungslosigkeit unangenehm und schwer auszuhalten sind. Daher greifen wir nach immer dünneren, waghalsigeren Strohhalmen: die radikalere Diät, die komplexere Yogapose, das stärkere Medikament, die verbissenere Meditation.

Dementsprechend attraktiv sind 5-Minuten-Workouts, 7-Tage-Diäten und 30-Day-Challenges. Allerdings sind biologische und psychologische Prozesse meistens nicht so simpel. Sie können keine Schwangerschaft vorantreiben, indem Sie sich im dritten Monat einen Kugelbauch anfuttern und pressen. Ebenso wenig können Sie echte Gelassenheit und Seelenfrieden künstlich beschleunigen. Das Gegenteil entsteht. Der Trick beim Loslassen ist das Loslassen.

Internet, Fitnesstrainer und Lifestyle-Magazine glauben zu wissen, dass das Ändern von Gewohnheiten 21, 30 oder 66 Tage dauert. Leider ein Mythos, der auf der Vermutung eines Wissenschaftlers in den 1950ern beruht. Zeitgenössische Forschung belegt, dass das Etablieren einer neuen Gewohnheit stark variiert: Es braucht zwischen 18 und 254 Tagen täglicher Wiederholung, bis eine Routine von selbst läuft. Entmutigend: Je komplexer die Tätigkeit, desto länger dauert es meistens. Die gute Nachricht: Neue Gewohnheiten etablieren ist leichter als alte ablegen. Noch eine gute Nachricht: Einmal aussetzen ist nicht schlimm. Denken Sie bei aufkommendem Stress statt „Ich habe jetzt keine Panik" besser: „Ich atme dreimal tief durch und bleibe eine Minute lang mutig." Die zweite Minute kommt dann von allein. Gerade bei körperlicher Aktivität können gut Automatismen entstehen. Dafür braucht es aber ein klares Verlangen mit konkreter, anschließender Belohnung statt einer schwammigen Aussicht. „Nach dem Zähneputzen drei Sonnengrüße und dann einen Kaffee" wirkt effektiver als „morgens Yoga machen und irgendwann gelassen werden". Die beste Nachricht: Ihr allgemeines Angstniveau sinkt nachweislich nach sechs bis acht Wochen konstanter Asana- und Pranayama-Praxis dank der Steigerung Ihres Selbstvertrauens und Gefühls von Kontrolle.

Biologische Ebene: wirkstoffbasierte Ausschaltung

Dieser Überblick über verschiedene wirkstoff- und medikamentenbasierte Behandlungen ist **keine Empfehlung** für bestimmte Behandlungsformen oder Produkte, **kein Ersatz für eine qualifizierte Expertenmeinung**. Dies ist knapp zusammengestelltes, frei verfügbares Wissen, um Möglichkeiten aufzuzeigen, in welcher Richtung Sie fachliche Unterstützung suchen könnten. Namen sind ausschließlich deshalb erwähnt, dass Sie sie zuordnen können, falls Ihr Arzt oder eine Vertrauensperson dazu rät, Sie aber vielleicht Angst vor Medikamenten haben oder ungern googlen. Zur Therapie von Panikstörung und Agoraphobie sind zahlreiche Medikamente und Wirkstoffe eingesetzt und überprüft worden.

Pflanzen

Auf rezeptfreier homöopathischer und pflanzlicher Basis gibt es viele belegt wirksame Hilfsmittel. Beruhigende, ausgleichende Wirkstoffe sind natürlich schon in einem schlichten Kamillen- oder Baldriantee enthalten, aber man muss sehr sensitiv sein, wenn man damit eine Panikattacke abfangen will. Dennoch sind diese Pflanzen sowie Melisse, Hopfen, Lavendel und Johanniskraut die Hauptbestandteile von beruhigenden Medikamenten; vor allem Passionsblumenextrakt hat eine erwiesenermaßen stressdämpfende Wirkung bei starken und chronischen Erregungszuständen. Pflanzliche und homöopathische Mittel wirken tendenziell kumulativ, also durch längerfristige Einnahme. Mittlerweile erfreut sich auch Cannabidiol, ein beruhigender, schmerzlindernder und entzündungshemmender Wirkstoff des Hanfs, als Öl steigender Beliebtheit. Sogar Drogeriemärkte führen es, wobei die Qualität im Fachhandel sicherlich höher sein wird. Anders als das THC wirkt dieser Auszug *nicht* psychoaktiv (high), nur spannungslösend.* Auch Nahrungsergänzungsmittel sind als Kur eine Überlegung wert; ein Beruhigungsmittel gleicht nicht Ihre durch einen gestörten Stoffwechsel oder erkranktes Mikrobiom entstandenen Mangelerscheinungen aus (Seite 54).

* Häufiges Kiffen ist bei Angststörung unklug. Sowohl Sie und Ihr Vitalwesen verlieren kontrollierten Zugriff auf Ihren bzw. seinen Wahrnehmungsraum, indem die Wirkstoffe die Frequenz der Zellaktivität dämpfen. Das bioelektrische Feld ändert sich, das Vitalwesen kann nicht gesund arbeiten und hat möglicherweise auch Angst vor Kontrollverlust. Solange Sie über Ihren Wahrnehmungsraum mit Ihrem Vitalwesen in Resonanz stehen, können Sie Ihren Aufmerksamkeitsstrom nicht präzise lenken, sondern erst recht voll in die offenen Mentaldateien reinschlittern und umso stärker dramatisieren.

Psychopharmaka

Es gibt zwei Gruppen von nachweislich wirksamen chemischen Medikamenten: Antidepressiva und Benzodiazepine. Das sind selektive Serotonin-Noradrenalin-Wiederaufnahme-Hemmer und Serotonin-Wiederaufnahme-Hemmer. Sie erhöhen diese Hormone und verlängern deren Bearbeitungszeit im zuständigen Fachbereich. Es gibt zwei gängige Sorten Antidepressiva. Die „härtere" Sorte* führt meistens kurz- und mittelfristig zu Verbesserung, häufig zu Beschwerdefreiheit nach zwei bis sechs Wochen. Die Nebenwirkungen belasten, daher wird die Dosis eingeschlichen und langsam gesteigert. Dennoch empfinden 30% der Betroffenen in den ersten Tagen verstärkt Ängste, Unruhe, Schlafstörungen, Zittern oder hohe Herzfrequenz; viele brechen die Einnahme ab. Schonender ist die zweite Gruppe**. Nach der ersten Wirkung soll die Einnahme meist ein halbes bis eineinhalb Jahre fortgesetzt werden; ein frühes Absetzen führt sehr wahrscheinlich zu erneuten Panikattacken. Aber auch die lange Einnahme garantiert keine vollständige Genesung – immerhin geht es um psychische Disbalance, nicht um Motten im Schrank. Sie können Ihre Mentaldateien nicht durch Betäubung abtöten.

Benzodiazepine, das in Deutschland nicht zugelassene Valium, kennen Sie vielleicht aus dem amerikanischen Fernsehen als Vollhammer gegen alles***. Der Vorteil von Benzodiazepinen liegt im sofortigen Wirkungseintritt und in geringen Nebenwirkungen; bei kurzfristiger Einnahme bis vier Wochen sind sie relativ ungefährlich. Eine längere Einnahme ist deutlich riskanter, Nebenwirkungen sind schwerwiegende Persönlichkeitsveränderungen, Störungen der Psychomotorik, Muskelschwäche, Vergesslichkeit, starke ängstliche und depressive Verstimmungen – ironisch bei Angststörung. Dazu führen sie häufig, selbst niedrig dosiert, zu Abhängigkeit mit kompliziertem, langfristigem Entzug. Für weitere Medikamente wie Betablocker**** und Neuroleptika***** gibt es bisher keine ausreichenden Wirksamkeitsnachweise bei pathologischer Angst und Panik.

Oft gibt es radikale, vorgefertigte Meinungen zu Psychopharmaka oder Phytotherapie: total dagegen oder voll dafür, das eine oder das andere, keins oder alles auf einmal. Wie oben beschrieben sind Angststörungen dreidimensional, Ihr Körper leidet auf der biologischen Ebene unter Stress. Logische Konsequenz wäre, ihn entsprechend beim Heilungsprozess zu unterstützen. Hilfe von Pflanzen oder Pillen sind keine Schande, kein Versagen! Rümpfen Sie auch bei stinkigen Kräutern nicht die Nase. Pflanzliche Arzneimittel arbeiten häufig nachhaltiger, schonender und dreidimensionaler als ihre chemischen Kollegen. Seit Tausenden Jahren retten sie Leben und sie stehen zu Recht im Mittelpunkt der zeitgenössischen Forschung. Auf der anderen Seite: Sie brauchen sich nicht zu schämen oder Abhängigkeit zu befürchten, wenn Sie zu Psychopharmaka greifen und von Fachpersonal begleitet werden. Vergessen Sie aber nicht, dass der beste Arzt, das beste Medikament oder die beste Pflanze Sie nicht heilen, sondern Ihrem Vitalwesen Unterstützung dabei geben. **Sie gesunden aus sich selbst heraus!**

---

* z. B. Imipramin und Clomipramin

** Citalopram und Paroxetin

*** In Deutschland ist z.B. Alprazolam für die Behandlung von Panikstörung zugelassen.

**** z.B. Propranolol

***** z.B. Imap

Vitalenergetische Ebene: Ausschalten und Umorientieren

Ayurvedischer Ansatz

Ayurveda ist eine komplexe und doch in ihren Grundsätzen leicht verständliche Heilkunde auf der Basis einer ganzheitlichen und universellen Philosophie. Das meiste ist wenig mysteriös oder esoterisch, sondern beruht auf scharfer Beobachtung der Natur, evidenzbasierter Logik und gesundem Menschenverstand. Bevor es Studien gab zur Schlafqualität bei erd- oder elektromagnetischen Feldern empfahl man Holz- statt Metallbetten; vor Studien zu eingeschränkter enzymatischer Verdauungsleistung bei komplex verarbeiteten Lebensmitteln riet man zu saisonaler, frischer Kost aus wenigen Zutaten. Bevor Oxytocin als relevantes Bindungshormon gefeiert wurde, war bekannt: Kuscheln ist schön. Ayurvedas Säulen sind Ernährung, Massagen, Bewegung, Lebensführung, Kuren, Medizin und Psychologie. Die einzelnen Wissenszweige beruhen auf grundlegenden Aspekten der Wahrnehmung und Betrachtung des Menschen als individuelle Einheit von Körper, Seele und Geist. Alle hier angeführten Vorschläge gelten natürlich nicht exklusiv für Panikbetroffene, sondern sind allgemein nützlich für gesunde Ernährung und Lebensführung.

Vatastörung ausgleichen

Bei einer Vatastörung, also Übersteigerung von Vata, dem Luftprinzip, hilft natürlich zuallererst, richtig zu atmen. Durch Verlangsamung der Ausatmung kommen Sie zu innerer Ruhe. Auch während einer Panikattacke hilft konzentriertes, langsames und vollständiges Ausatmen. Das wirkt den sympathischen Aktivitäten der körperlichen Reaktion entgegen (Seite 51) und aktiviert den Parasympathikus, senkt also Herzschlag, Puls, schüttet Ruhehormone aus, stabilisiert den Kreislauf, erhöht die Sauerstoffkonzentration des Blutes, entkrampft und erweitert die Gefäße. Um gestresstes Vata auszugleichen, also Hektik, Unruhe, Gereiztheit, Kälte, Entkräftung, Orientierungslosigkeit, Ängstlichkeit, Trockenheit etc., brauchen Regulierungsmaßnahmen oppositionelle Eigenschaften: verlangsamend, beruhigend, wärmend, ausgleichend, erdend, erwärmend, feuchtigkeitsspendend, nährend, stabilisierend, entschleunigend. Sehr intuitiv – Sie wissen das meiste. Sie müssen es nur bewusst auch machen.

Klassische, wirksamkeitsnachgewiesene vatareduzierende Maßnahmen bei Panikattacken und Angststörungen sind Massagen bzw. Ölmassagen, warme, nährende Speisen, Entspannungsübungen,

Atemübungen, warme Bäder und Spaziergänge an der frischen Luft. Wenn Vata an Auswirkung verliert, erhöht sich Kapha automatisch und erneuert Stabilität, Gelassenheit und Schutz. Gesunder Schlaf und angemessene, regelmäßige Ernährung machen 60 bis 70% der Genesung einer Panikattacke aus. Das klingt absurd viel, gemessen daran, wie unüberwindlich und vernichtend eine Angststörung erscheint. Aber es ist ein Fakt. Wenn Ihr Körper und Ihr Vitalwesen fit sind, haben Sie keine Echos, die Ihre Angst und Panik schreiend verstärken. Dann können Sie sich ganz ungestört ums Ausmisten Ihrer Psychokiste kümmern. Nach einem Ausflug in Ihre mentalen Tiefen wartet Ihr warmes, kuscheliges Vitalzuhause auf Sie und keine kranke Körperbaustelle.

It's dosha time

Wie alles andere folgt auch der Tages- und Nachtrhythmus den Doshas Vata, Pitta und Kapha (Seite 48). Sie gliedern die Phasen zwischen Sonnenaufgang und Sonnenuntergang und wieder bis Sonnenaufgang in je drei Teile, also tags drei und nachts drei. Zuerst Vata als körperliches und mentales Bewegungsprinzip, dann Pitta als Arbeits- und Abbauprinzip, dann Kapha als Ruhe- und Aufbauprinzip fluktuieren in gleichmäßigen Phasen mit weichem Übergang. In den Phasen dominieren die entsprechenden energetischen Charakteristika der Doshas. Da sich die Zeiten am täglich veränderten Sonnenstand orientieren, bedeutet es natürlich, dass die Phasenlänge je Jahreszeit variiert und sich die 24 Stunden nicht, wie im Internet auf Dosha-Uhren gern abgebildet, in exakte Sechstel gliedern. Der Tag ist leider keine Dosha-Pizza, nach der Sie Ihre Aktivitäten minutiös planen können. Im Sommer bei bis zu über 16 Stunden Licht sind die drei Tagphasen je circa fünfeinhalb Stunden lang, die nächtlichen aber nur zweieinhalb. Im Winter ist es dann genau andersherum. Sie können also die Zeit zwischen Sonnenaufgang und -untergang durch drei teilen, um die Tagphasen auszurechnen, und entsprechend die verbleibenden Nachtstunden ebenfalls dritteln. Obwohl generell von Tagesschlaf abgeraten wird, ist in lichtdominanten Sommermonaten natürlich ein Nickerchen in einem dunklen, gekühlten Raum gestattet. Sonst schlafen Sie ja kaum, wenn Sie voll nach der Sonne leben würden.

Die nächtliche Vatazeit ist vor Sonnenaufgang, also je Jahreszeit vor vier bis sieben Uhr morgens. Sie ist tendenziell eine geistig klare, kreative, lebendige, beweglich-instabile und energiegeladene Phase. Wer vor oder zum Sonnenaufgang aufsteht, startet belebt und wach, obwohl es für manchen unschaffbar früh klingen mag. Die positive Langzeitwirkung für allgemeines Wohlbefinden und bei Schlafstörungen ist nachgewiesen, sofern natürlich kein allgemeines Schlafdefizit durch spätes Zubettgehen entsteht. Wer an Angststörungen leidet, integriert zudem den natürlichen Morgenpeak des Cortisols und des Melatonins am Abend in die Aufwach- und Einschlafzeit und vermeidet panische Gehetztheit oder wache Grübelphasen. Körperlich bewegte, geistige oder meditative Tätigkeiten, also Bewegungen, gelingen tendenziell hervorragend während Vata. Kapha beginnt mit Sonnenaufgang und steht für Stabilität, Konzentration, Belastbarkeit und Kontinuität. Es gilt als beste Zeit für konzentrierte planvolle Arbeiten, Gesundheitsroutinen, Körperpflege, Yoga und Sport und ein anschließendes leichtes Frühstück. Dieses Dosha baut auf, also auch Muskeln, Gesundheit und Kraft.

Die Verdauung, psychisch wie physisch, ist um die Tagesmitte während des feurigen Pittas am aktivsten, weswegen Ayurveda hier zur Hauptmahlzeit und einer Pause rät. Der höchste Punkt des Sonnenstandes ist quasi die Mitte der Pittazeit und des ayurvedischen Tags. In der anschließenden Vataphase bis Sonnenuntergang erfolgt ein neues geistiges und körperliches Energiehoch, obwohl nachmittags eine Teepause eindeutig guttut. Gerade Panikpatienten sollten Pausen einhalten, Müdigkeit kurz nachgeben und wirklich liegen und ruhen, statt sie mit Kaffee, Zucker oder schneller Bewegung zu übergehen. Später eintretende Erschöpfung überwältigt oft unverhältnismäßig und macht den Körper wehrloser gegenüber einer Panikattacke nach dem Feierabend, wenn Anspannung nachlässt.

Am besten essen Sie in dieser Zeit und vor Sonnenuntergang zu Abend. Denn nach Sonnenuntergang in der Kaphaphase nimmt die Verdauungsfähigkeit und Energie stark ab, weswegen zu friedlichen geselligen Tätigkeiten, nichthektischen Sportarten und Schlaf zwischen 22 und 23 Uhr geraten wird. Die beste Schlafqualität und Regenerationszeit ist erwiesenermaßen vor Mitternacht.

Wer hier einen toten Punkt aber überwindet, kann auch die ganze Nacht weiterfeiern. Die mittlere Nachtphase dominiert erneut das umwandelnde, verdauende Pitta, weswegen Südländer auch keine Probleme mit ihrer späten Hauptmahlzeit haben. Wer schläft, verdaut und verarbeitet statt dessen alle Tageseindrücke, was ein Spanier dann eben in der mittäglichen Siesta nachholt.

Es lohnt sich, für eine Woche oder einen Monat diesen Prinzipien grob zu folgen. Ein individuell typgerechtes Leben nach diesen ungefähren Rhythmen belastet den Körper und Energiehaushalt wenig. Sie essen zu Zeiten, während derer Sie am besten verdauen können, mit genügenden Pausen zwischen den Mahlzeiten, Sie haben genug Bewegung oder Sport und schlafen viel.

Die Lebensqualität verbessert sich aufgrund solch einfacher Maßnahmen in fast allen Fällen drastisch. Niemand vereinsamt, weil er früher schläft, stets ein allgemeines Hauptargument gegen die Durchführbarkeit des Doshalebens. Genießen Sie lieber nur eine Folge auf Netflix mit Ihren Freunden und schlafen rechtzeitig, als gestresst das Ende eines ganzen Films abzuwarten und aufkeimende Panik vor dem übermüdeten nächsten Tag zu unterdrücken. Falls Sie Sozialkontakt ohnehin bereits meiden, können Sie sich auch direkt im Bett einigeln statt auf der Couch. Dann zaubert Ihnen ein frühes Vogelzwitschern beim Aufstehen ein Lächeln ins Gesicht. Das ist eine gute Voraussetzung für Balance und schnelle Regeneration. Stressen Sie sich nicht, wenn Sie nicht alles „richtig" machen und Ihre Morning-Routine nicht so glamourös und mühelos ist wie allgemein auf YouTube. Man muss kein Ayurvedaexperte sein, um zu wissen, dass Kaffee und Kippen kein Frühstück und Frittiertes vorm Schlafengehen kein gesunder Snack sind. Essen und kochen Sie das, was auch Ihre Oma als saisonales Nahrungsmittel anerkennen würde, und timen Sie Ihren Rhythmus, als ob es keine Straßenbeleuchtung gäbe. Machen Sie 80% richtig und 20% Party, dann passt das schon.

Du isst, wer du sein wirst

Ein guter Stoffwechsel versorgt jede einzelne Körperzelle mit allem, was sie braucht. Schon alle hundert Tage tauscht Ihr Körper über 90% aller Moleküle, denn die Zellen sind ja ständig im Stoffwechsel. Das heißt, stark pauschalisiert, wenn Sie hundert Tage Panik haben, sind 90% Ihrer Moleküle Kinder der Angst. Wenn Sie hundert

Tage nur Kekse und Dosenravioli essen, bestehen Sie daraus. Wenn Sie hundert Tage lang Vollkornmüsli, Löwenzahn und hochwertiges Fleisch essen, bestehen Sie daraus. Ihre Wahl. Doshagerechte Ernährung ist tausendfach facettenreich. Es gibt aber pauschale Richtlinien: Essen Sie frische, qualitativ hochwertige Nahrungsmittel, am besten unverarbeitet, nicht konserviert, nicht pestizid- oder medikamentenbelastet. Am besten saisonal und aus nachhaltiger Herstellung. Damit leben Sie bereits nach den yogischen Prinzipien der Yamas und Niyamas (Seite 18). Alle originalen Ayurveda-Lehrbücher empfehlen: „Esset und konsumieret, was in der Heimat sowie in der vorliegenden Jahreszeit wächst." Damit ist nicht Indien gemeint, sondern die tatsächliche Heimat und Saison dort. Gurke und Äpfel sind also um einiges ayurvedischer als Ingwer und Mangos. Auch gibt es den eindeutigen Hinweis, unausgeglichene Vatatypen sollten gelegentlich Fleisch oder Fisch essen. Ayurveda bedeutet ausgewogen und nachhaltig, nicht automatisch vegetarisch oder vegan. Mindestens genauso wichtig wie die Zutaten selbst ist ihre liebevolle Zubereitung, regelmäßige und stressfreie Einnahme, also gründlich und bewusst zu kauen. Damit tun Sie erstens etwas für Ihren Stoffwechsel (Seite 54) und üben sich gleichzeitig in bewusster Konzentration und Achtsamkeit. Yoga beim Essen, quasi. Das entstresst nicht nur, sondern Sie merken auch, was Sie essen, wie es schmeckt und wann Sie satt sind. Vata erhöhende Nahrungsmittel bzw. ein Übermaß dürfen Sie meiden. Dazu gehören koffeinhaltige Getränke wie Kaffee, Cola, Schwarztee; kalte oder scharfe Gemüse und Blattsalate wie Chicoree, Spargel, Rettich, Knoblauch, Sojasprossen, Petersilie, besonders Zwiebeln. Alle Kohlsorten wie Rosenkohl, Rotkraut, Chinakohl, Sauerkraut dürfen Sie moderat genießen, weil sie luft- und gasbildend sind. Ebenso die meisten Bohnensorten, rohes und halbrohes Obst und Gemüse, besonders am Abend, da es im Darm gären und bakterielle Fermentation begünstigen kann. Alles Kühl-Scharfe wie Senf, Wasabi, Meerrettich, Radieschen und kalte Getränke, kalte Milch, leichtes Wasser, Tiefkühlkost sowie alles Trockene wie Chips, Salzstangen, Knäckebrot, Nüsse, Getreideflocken, trockene Pizza, Hartkäse, hart gekochte Eier, abgehangenes Schweinefleisch, eingelegter Hering, halbgegartes Fleisch sollten keine Hauptbestandteile Ihres Speiseplans sein. Das liegt auch daran, dass diese Speisen viel Histamin ausschütten und Histamin viele belastende, beunruhigende Wirkungen haben kann (Seite 54). Auch ein hohes Maß an Milch oder Milch in ungünstigen Kombinationen wie sauer, salzig, mit Zwiebeln oder Knoblauch, Fisch oder Rettich. Das grenzt zwar einige Klassiker aus, ist aber zu verschmerzen, wenn Sie deutliche Verbesserungen im Immun- und Verdauungssystem bemerken. Viele Zusätze und Konservierungsstoffe sind ebenso nachteilig wie lange Lagerung oder Mikrowellenstrahlung.

Häufig wird auch über das richtige Maß bei Menge und Anzahl der Mahlzeiten debattiert. Ayurveda sieht das sehr pragmatisch: Füllen Sie ein Drittel Ihres Magens mit Flüssigem wie Suppe, ein Drittel mit Festem und ein Drittel bleibt zum Verdauen frei. Das bedeutet, Sie hören genau dann auf zu essen, wenn Sie überlegen, ob Sie jetzt aufhören sollten. Die Anzahl der Mahlzeiten richtet sich nach Ihrem individuellen Bedarf. Wenn Sie schwer arbeiten oder viel Sport machen, brauchen Sie vielleicht drei oder vier Mahlzeiten, wenn Sie wenig Belastung haben, reichen zwei oder drei. Snacken zwischendurch sollten Sie vermeiden, um Ihrem Darm und damit Bauchhirn Raum zum

Aufräumen und Durchputzen nach dem Verdauen zu lassen.

Schlaf

Es gibt auch heute in der Schlafforschung immer noch keine zufriedenstellende, eindeutige Definition, was Schlaf exakt ist. Oder weshalb noch keine Säugetierspezies ihn wegevolutioniert hat, obwohl manche nur zwei Stunden mit abwechselnden Hirnhälften ruhen, andere 20 Stunden komplett pennen. Klar ist: Gewebe, Immunsystem, Stoffwechsel, Gedächtnis, Geist reproduzieren und arbeiten mit genügend Schlaf schneller, gründlicher und können nicht ohne ihn. Aber sein Rätsel besteht. Die beste Schlafenszeit liegt zwischen 22 und sieben Uhr. Viele Studien belegen dies, finden aber keine zufriedenstellende Erklärung außer den sogenannten „Zeitgebern" der inneren Uhr, zum Beispiel Außen- und Innentemperatur, Tageslicht und Hormonrhythmus. Blaues Licht von Displays, Lärm, Geräusche, spannungsgeladene Medieninhalte oder Gespräche, ein voller Bauch und natürlich Koffein verschlechtern oder verhindern das Einschlafen. Das Schlafhormon Melatonin funktioniert nicht wie ein Lichtschalter. Guter Schlaf entsteht eineinhalb Stunden vor dem Einschlummern mit dem gesamten Bett-fertig-machen-und-einkuscheln-Prozess. Durchschlafen ist wichtig. Etwa eine bis anderthalb Stunden nach der ersten Tiefschlafphase gibt die Hirnanhangsdrüse erst das Wachstums- und Regenerationshormon Somatotropin frei.

Der Zeitpunkt zum Schlafen ist der, wenn Sie den ersten Anflug von Bettschwere verspüren, selbst wenn das mal um 21 Uhr ist. Wie viel Schlaf ist gesund, was braucht man, was ist zu viel? Mittagsschlaf ja, nein? 5, 6, 7, 8, 9, 10 Stunden? Es kommt drauf an. Gesundes Schlafbedürfnis variiert je nach Belastung, Alter, Typ und Individuum zwischen fünf und neun Stunden, und dann auch nicht täglich ewig gleich. Studien belegen: Bestes Messinstrument für Ihr persönliches Schlafbedürfnis ist die Qualität Ihrer Wachzeit, Ihre Wachheit, Konzentrationsfähigkeit und positive Stimmung beim Aufstehen und am Tag ohne Kaffee. Wenn Sie sich aus dem Bett quälen, sich dauernd oder phasenweise im Tief fühlen, Sie oft schläfrig, unmotiviert, lustlos, unruhig, gereizt, weinerlich oder verstimmt sind, schlafen Sie eindeutig zu wenig. Punkt. Nehmen Sie Schlaf ernst und erarbeiten Sie sich Ihren Rhythmus zurück, bis er Gewohnheit wird. Eine gemächliche Runde abendliche Asana mit abschließender Savasana bereitet Sie gut auf das Schlafen vor (jeweils Ende der Seiten 131, 138).

Bei Angst zu Mami! Oder zur Massage.

Nicht nur gesunder Menschenverstand, Volksmund und Bauchgefühl sagen: Zuhause ist, wo Herz und Liebe wohnen. Kuscheln, Zuneigung und liebevoller Körperkontakt im sozialen oder familiären Umfeld sowie gesunde Sexualität in der Partnerschaft sind mittlerweile wissenschaftlich als medizinisches und psychisches Heilmittel anerkannt. Zärtlichkeit oder generell angenehme Berührung hilft massiv bei Angst und Panik. Wer zu alt ist, um zu Mama ins Bett zu krabbeln und sonst keine Menschen zum Kuscheln hat, hat vielleicht eigene oder befreundete Haustiere, findet einen Streichelzoo oder besucht eine Ergotherapie mit Tierbegleitung wie Hunden, Pferden oder Lamas. Streicheleinheiten bauen Stress ab. Wer zusätzlich noch etwas gegen verklebte Faszien oder Bewegungsmuster unternehmen will, geht zur Massage oder zum Osteopathen. In den USA nehmen 44% der Menschen mit neuropsychiatrischen Störungen wie Angst, Depression, Schlafstörung etc. zusätzlich komplementäre Therapien in Anspruch, auch Massage. Sie wirken vielfältig heilsam. Langsame, gleichmäßige, sanfte bis mittelfeste Klopf-, Dehnungs-, Zug- und Druckreize beeinflussen Haut, Bindegewebe und Muskulatur mechanisch, aktivieren das parasympathische Nervensystem und sorgen für entsprechende Ausschüttung von Hormonen, wie zum Beispiel Oxytocin. Daher kann eine gute Massage noch über Stunden nachwirken. Vernachlässigte und überbeanspruchte Strukturen werden gleichermaßen angesprochen und in ihrem Elend getröstet. Klingt drastisch, ist aber so: Selbst bei starken Angststörungen beschäftigt sich die Psyche zumindest phasenweise anderweitig und blendet das ebenso leidende, kranke Vitalwesen und den müden Körper aus, empfindet ihn eventuell deswegen auch als hässlich oder minderwertig, möchte ihn im schlimmsten Fall gar nicht wiederhaben. Das Vitalwesen fühlt dann zusätzlich zu Hormonstörungen, Unterversorgung und Angst auch noch Ablehnung. Selbst nach erfolgreicher Psychotherapie ist das Vitalwesen nachvollziehbar unglücklich und Gewebe und Zellen haben keine explizite Wiedergutmachung erfahren. Langsame, streichelnde, liebevolle Bewegungen geben ein schönes Körpergefühl, helfen dem Bewusstsein zurück zu positiver Selbstwahrnehmung und machen erneuten gegenseitigen Vertrauensaufbau und Zuneigung wieder möglich. Die dadurch mögliche Harmonisierung von innen und außen stärkt das gestörte Kohärenzgefühl. Dieses Prinzip ist auch nach Unfällen oder Missbrauch sehr wirksam.

Fachlich qualitative Massagen können in Muskeln und Faszien fixierte emotionale Spannungen lösen und ausgleichen; hier entscheidet Kontextabhängigkeit. In welcher Weise eine Berührung „berührt", hängt stark vom Situationskontext und der Wahrnehmung, Erfahrung und den daraus resultierenden Erwartungen des Berührten ab. Ein und dieselbe Bewegung, z.B. eine sanfte fünfsekündige Streichung im Brustbereich, löst unterschiedliche Empfindungen aus, wenn massierendes Fachpersonal, die Mutter oder ein Partner sie ausführen. Der Massierende, geschult oder nicht, muss mit entsprechender körperlicher und emotionaler Klarheit eine entspannende Absicht transportieren. Grade bei starken Angststörungen können Betroffene mit Aufwallung rechnen, sozusagen homöopathische Erstverschlimmerung, die der Masseur empathisch und gelassen begleiten und ausleiten sollte. Wenn Sie selbst jemanden massieren möchten: Die Mühe lohnt sich. Mithilfe einer kontrollierten Studie wurde gezeigt, dass eine Massage antidepressive und anxiolytische Wirkungen beim Massagegeber selbst induzieren kann.

Gehirnwellen und Musik

Psychosomatik funktioniert über Resonanz von verschiedenen Schwingungsauslösern (Seite 29). Je nachdem, mit wie viel Aufmerksamkeit und in welcher Stimmung Sie Ihren Wahrnehmungsraum und Ihr Energiefeld erschaffen, schwingen Vitalwesen und Körper entsprechend mit. So produzieren Gehirn und Herz messbare typische Schwingungsmuster. Andersherum fördern diese Frequenzen von außen Gelassenheit und Gesundheit. Logisch: Sonst würde Lärm nicht krank machen und gute Musik nicht anregen. Musik löst dynamische Veränderungen im Herz-Kreislauf-System aus: Schnelle Musik beschleunigt, ruhige Musik senkt. Ein Kleinkind wird zu fröhlicher Musik immer tanzen, es kann gar nicht anders, auf aggressive oder traurige Musik ebenso reagieren: aggressiv und traurig. Sicherlich kennen Sie das Grundschulexperiment, Bohnen ab dem Einpflanzen mit Klassik, Pop und Death Metal zu beschallen. Bei Klassik gedeiht die Bohne prächtiger, bei Pop ebenso und bei Death Metal kümmerlicher als eine unbeschallte Vergleichspflanze*.

Musik bringt auch Erinnerungen und Gefühle durcheinander. Beim Genuss guter Musik, stärker noch beim Musizieren und Singen, haut Ihr Körper mit in die Tasten und kippt ein Orchester aus Glücks-, Immun- und Bindungshormonen in seinen Resonanzraum. Das wiederum macht Sie glücklich – alle psychosomatischen Ballons tanzen mit.

* Natürlich ist auch Death Metal eine beliebte und instrumental komplexe Musikrichtung, die viele Menschen allem anderen vorziehen und keine wuterfüllten, im Wachstum verkümmerte Menschenhasser sind (Achtung, Klischee). Dennoch lässt sich nicht leugnen, dass die transportierten Emotionen Frust, Schmerz, Enttäuschung und Ablehnung kraftvoll und vehement zum Ausdruck gebracht werden. Wenn das entsprechende Bewusstsein sich mit diesen Emotionen identifizieren kann, wird es diese Musik ansprechend finden und sich dabei wohlfühlen. Für das Vitalwesen als kompromissbereiten, treuesten Freund gilt: „Okay, wir machen, worauf *du* Lust hast." Das trifft auch auf Haustiere zu. Vitalwesen ohne vertrauensvolle Bindung an ein spirituelles Bewusstsein, also z.B. Pflanzen und Tiere, folgen ihrem Instinkt: Düstere Stimmung macht klein, schöne Stimmung macht groß.

Studien belegen langfristige, drastische Verbesserung von Stimmung, Konzentration, Selbstbewusstsein und körperlicher Gesundheit bei Depressiven oder Angstpatienten, die eine Musiktherapie machen, einem Chor oder einer Musikschule beitreten; auch sportliche Ausdauerleistungen werden nachweislich erhöht. Die heilsame Wirkung auf psychischer und körperlicher Ebene durch gezielte Klangschalentherapie ist ebenfalls nachgewiesen; Topfschlagen hilft weniger.

In schönen Zuständen schwingen Sie im Groove der Gammawelle, dem Adagio von Alpha, dem Beat von Beta zum Takt von Theta. Gammawellen zwischen 100-38 Hz treten in Phasen von höchster Konzentration, hohem Informationsfluss und mystischen, transzendenten Erfahrungen auf. Gamma begleitet universale Verschmelzungserlebnisse, unlimitiertes Wissen und Sein. Diese Hirnfrequenz wurde im Höchstmaß bei Mönchen während ihrer Achtsamkeitsmeditation gemessen. Sie stimuliert die Selbstheilungskräfte des Körpers in erstaunlichem Ausmaß.**

Der Alpha-Zustand zwischen 14-8 Hz gilt als Übergang zwischen Bewusstsein (Beta) und Unbewusstsein (Theta). Sie kennen diese relaxte Phase mit geschlossenen Augen zwischen Schlafen und Wachen auf einer Gartenliege im Sommer? Kennzeichnend sind eine konzentrierte, wohlige Entspannung, ruhiges, fließendes Denken, eine zuversichtliche Grundstimmung und das Gefühl der Einheit von Körper und Geist.

Verschiedene mentale Techniken wie Yoga, Meditation, konzentriertes, freudvolles Lernen rufen

** In diesem Zusammenhang werden regelmäßig „Wunderheilungen" beobachtet; Studien belegen die starke Aktivität der Selbstheilungskräfte.

ihn hervor. Selbst eine banale Tätigkeit wie Putzen mit Aufmerksamkeit stellt diesen Zustand her, wenn er achtsam ausgeführt wird. Nicht umsonst lautet der Grundton des Zen-Buddhismus: „*Wenn du putzt, so putze; wenn du isst, so iss; wenn du gehst, so geh; wenn du denkst, dann denke; wenn du sprichst, so lächele; wenn du meditierst, meditiere. Tue, was du tust, mit voller Hingabe und erlange Weisheit und Glück.*"* Dieser schöne Zustand existiert also produktiv oder beim bewussten Nichtstun und ist an sich der natürliche Alltagszustand.

Thetawellen (4–7 Hz) entstehen üblicherweise während des Schlafs, bestimmter Trance- und Entspannungszuständen oder tiefer Meditation. Charakteristisch sind plastisches Vorstellungsvermögen, erhöhte Lern- und Erinnerungsfähigkeit, Fantasiebilder, Inspirationen bis hin zu logik- und denkfreien Traumsequenzen. Freies Assoziieren, kreatives Denken und Einschlafen fallen leicht. Bilder aus dem Theta-Bereich sind oft weniger farbig, manchmal dunkel getönt, vermitteln aber meist ein tieferes Gefühl von persönlicher Bedeutung als die lebendigen, bunten Bilder der Alphawellen. Thetawellen allein bleiben unbewusst; erst mit Alphawellen können Sie Inhalte bewusst wahrnehmen oder erinnern. Natürlich treten die Wellen ohnehin kaum in Reinform oder klarer Abgrenzung auf und ergeben eine Mischung.

Binaurale Beats

Zurzeit gibt es einen riesigen Hype um sogenannte Binaurale Beats zur Manipulation der Gehirnwellen in gewünschte Frequenzen. Binaurale Beats haben dichotische Schwebungen – also zwei Signale mit einem Frequenzunterschied. Man müsste sie theoretisch über voneinander getrennte Kopfhörer hören, die dem rechten Ohr 440 Hz, dem linken 445 Hz einspielen und so eine binaurale Schwebung von 5 Hz erzeugen, der sich die Gehirnwellen annähern sollen. Solche Kopfhörer hat kaum jemand; selbst wenn, wären die meisten Musikdateien auf Tonträgern oder dem Internet zu frequenzbeschnitten und platt. Auch bei einem EEG zur Messung der Hirnfrequenzen bei binauralen Beats gab es keine eindeutigen Ergebnisse. Die Ausbreitung von dem Hirnareal, das Beats verarbeitet, zu dem Hirnareal, an dem man ein EEG misst, braucht einige Millisekunden. Das ist für das Gehirn sehr lang, sodass die Messung ungenau ist. Die Hirnareale summen zudem bei einer guten Grundstimmung auch in anderen Frequenzen herum, binaurale Beats schwingen im selben Flow. Wenn das Gehirn da mal mitschwingt, könnte es andere Gründe haben, nämlich vor allem den, dass das Vitalwesen sich freut, schöne Musik zu hören. So beeinflussen binaurale Beats zwar das Gehirn, aber nicht, indem die dichotomen Schwebungen es zum fröhlichen Mitschwingen „zwingen", also die direkte Ursache sind, sondern durch eine allgemeine Entspannung, die andere Entspannungsmusik genauso hervorruft. Hören Sie gerne binaurale Beats, so viel Sie möchten, denn es klingt angenehm, aber geben Sie kein Geld aus für die Pseudoförderung verschiedener Fähigkeiten. Fördern Sie lieber eigene Fähigkeiten, nämlich zum Beispiel das Singen von Oms und Mantras.

Mantra und Om

Mantras oder Mantren sind Wortfolgen oder Silben, die wiederholt melodiös gesungen, gesprochen, geflüstert oder in Gedanken rezitiert werden. Sie dienen durch ihre Melodie oder ihren Rhythmus der Harmonisierung des eige-

* Frank, P. A. (2017). Das kleine Meditationsbuch für alle, die nicht meditieren können. München: Goldmann.

nen Schwingungsmusters. Auch der universale Urklang, die Silbe „OM", wirkt ausgleichend. Einem westlichen Menschen vorzuschlagen, *Oooooooooommmmmmm* oder das buddhistische *Om mani padme hum* oder das yogische *Sarvesham Svastir Bhavatu* zu rezitieren, scheint speziell und verlangt Offenheit.* Aber die Wirksamkeit ist durch einige Studien bewiesen: Bei singenden Mönchen und Menschen konnten Gammawellen beim Singen des Om bzw. *Om mani padme hum* gemessen werden. Je Mönch, desto Gamma, denn Übung macht den Zenmeister. Gammawellen stabilisieren das Gehirn, die Selbstheilungskräfte und harmonisieren die vitalenergetischen Grundschwingungen. Ein herzhaftes Om setzt Sie auf gesunde Werkseinstellung zurück. Die Wissenschaftler, die die Studie leiteten, sowie der 14. Dalai Lama wiesen jedoch auf die Notwendigkeit der sauberen Tonlage und Betonung der Silben hin; logisch, wer einen Ton nicht trifft, bringt auch kein Schwingungsmuster zum Schwirren.

Sport

Angst und Panik zwängen den Wahrnehmungsraum und das Vitalwesen ein, Prana fließt schlecht. Was unmittelbar hilft: Sport. Er kurbelt das Energiefeld wie ein Dynamo an und bringt den Stoffwechsel in Schwung; die Wirbel der Chakren sind Wirbel, das Vitalwesen. Ausdauersport kurbelt den Stoffwechsel an. Die Herzfrequenz steigt, die Durchblutung des gesamten Körpers wird verbessert. So kommen Sauerstoff und Nährstoffe schneller zu den einzelnen Zellen, während Abfallstoffe zügig ausgeschieden werden können. Krafttraining stabilisiert und kräftigt Muskeln, stützt so den Bewegungsapparat und sorgt für einen konstant höheren Kalorienumsatz und Belastbarkeit. Endorphin, Dopamin und Serotonin schwimmen dabei vermehrt in der Blutbahn und erzeugen einen Flow. Bei einer Panikstörung wird tatsächlich Sport beziehungsweise Ausdauertraining als begleitende therapeutische Maßnahme empfohlen, zum Beispiel dreimal wöchentlich joggen. Interessant sind auch die Ergebnisse einer Studie, bei der Massage in Kombination mit 30-minütigen Laufeinheiten zu einer Reduktion von Angst und Spannung führte. Bereits bei einer mehrwöchigen Schonung lassen körperliche Fitness und Beweglichkeit nach. Lassen Sie sich von Angst und Panik nicht Ihr Potential rauben, auch im Alter nicht. Es geht nicht um ein Maximum, sondern um ein Optimum: das unter den Umständen nach besten Kräften und ehrlichem Gewissen Erreichbare.

Asana: endlich normales Yoga

Um emotionale Balance mit Yoga zu gewinnen, müssen Sie nicht flexibel oder stark sein, auch nicht jung, fröhlich, energiegeladen oder bei guter Gesundheit. Sie müssen keinen Handstand oder Lotossitz beherrschen. Sie brauchen also keine Vorkenntnisse – außer Herzschlag und Atem. Diese beiden Werkzeuge entspannen und verankern Sie im gegenwärtigen Moment. Sie steigern Ihre Achtsamkeit und Ihr Körperbewusstsein. Es reichen 15 bis 30 Minuten Training zwei- oder dreimal die Woche, ohne körperliche Verausgabung und besondere Vorbereitung, um emotional ausgegliche-

* Üben Sie unter der Dusche mit Tina Turner, die unschlagbar kraftvoll *Sarvesham Svastir Bhavatu* schmettert; das finden Sie im Internet.

ner zu werden. Für anhaltendere oder intensivere Ergebnisse dürfen Sie natürlich mehr üben. Letzten Endes entscheidet die Qualität, nicht die Quantität Ihrer Praxis. Ein gelassener Atemzug mit einem Lächeln und geschlossenen Augen wirkt besser als dreimal gehetztes Durchatmen. Und dafür ist wirklich immer Zeit, zum Beispiel jetzt. Ansonsten wählen Sie laut ayurvedischem Tagesplan die Kaphaphasen, also von sechs bis zehn Uhr morgens oder abends, besser morgens (Seite 88).

Wirkungen von Yoga

Asanas, vor allem in Kombination mit Pranayama, entspannen Menschen mit erhöhtem Muskeltonus und stimulieren Menschen mit herabgesetztem Muskeltonus. Die intensiven Dehnungen bauen muskuläre und fasziale Spannungen ab und steigern die Durchblutung der Gewebe. Die Praxis reguliert und optimiert den Muskeltonus, das führt zu einem Gefühl innerer Ausgeglichenheit und Stabilität. Gezielte Asanas wie Rückbeugen oder Hüftöffner lösen Schonhaltungen auf und schaffen Gegenbewegungen zu Fehlhaltungen, die durch Panik und Angst auf Flucht eingestellt sind. Das Schwitzen und das dreidimensionale Durchwringen des Körpers in allen Bewegungsebenen transportiert Schlacken und Giftstoffe aus den Geweben. Die konzentrierte, gleichförmige Beobachtung und Kultivierung eines ruhigen Atems senkt Cortisolwerte, erhöht dabei die Serotonin-, Dopamin- und Endorphinkonzentration. Da die Übungen während der Yogapraxis rechts- und linksseitig ausgeführt werden, findet eine bilaterale Stimulation statt. Sie regen linke und rechte Hirnhälfte wechselseitig an und fördern Ihre Informationsverarbeitung.

Die meisten Sportarten verändern oder beheben verklebte Faszien nicht stark, weil sie, wie z.B. Joggen oder Krafttraining nur die Muskelkraft und -ausdauer oder das Herz-Kreislauf-System beanspruchen und Faszien sekundär einbeziehen. Mobilität und Dehnung als eigene, dritte Säule werden oft vergessen. Federn und Wippen erhöht die elastische Speicherkapazität der Faszie und regeneriert durch Flüssigkeitsaustausch. Nach ein bis zwei Jahren mehrfachen Übens von fünf bis zehn Minuten am Tag können sich alle Faszien wieder weich und geschmeidig aufgebaut haben – weitaus mehr als nach längerer Praxis nur einmal pro Woche.

Ein Yogi praktiziert mit bestimmten Körperhaltungen auch immer das innerliche Erleben und umgekehrt. Ein wütender Mensch hat eine andere Körperhaltung und Sprache als ein Mensch, der gerade intensive Freude erlebt. In den Haltungen drücken Sie verschiedene psychische Zustände aus: Demut oder Dankbarkeit in Vorbeugen, Stolz und Kraft in Standhaltungen, lebensbejahende Kraft und zurückhaltende Bescheidenheit in Sitzhaltungen. Ihre bewusste Empathie in diesen vielfältigen Haltungen schafft eine entsprechende Veränderung in Ihrer alltäglichen Haltung und Ihrem Verhalten. Über das bewusste Zusammenspiel mit Atemgeschehen und Bewegungen kann der Atem in unterschiedliche Körperregionen gelenkt und dort erlebt werden. Ziel der meditativen Bewegungen ist es, den Atem zu vertiefen, die Atemfrequenz zu entschleunigen und die Ausatmung zu verlängern. Dann übernimmt voll der Parasympathikus und Sie werden weich und friedlich wie eine schlummernde Katze.

Regelmäßigkeit

Bei Menschen, die traumatische Erfahrungen gemacht haben, sind rein mentale Entspannungsverfahren wie Meditation und Visualisierung nicht immer ein sinnvoller Weg. So kann es im ungünstigsten Fall bei der Wendung der Aufmerksamkeit von außen ins eigene Innere zu einer Überflutung mit traumatischen Inhalten kommen.

Aus diesem Grund sind konzentrierte, aber zusätzlich körperlich bewegte Verfahren wie Yoga häufig besser geeignet. Wird dann durch angemessenes Steigern der Übungsintensität diese Überflutung vermieden, entsteht eine positive Rückbesinnung zum eigenen Inneren und ein Wiederanknüpfen. Natürlich braucht das Zeit, wie bei jedem Training gilt: Steter Tropfen ölt das Schwein.

Bei jedem Neubeginn ist die Motivation hoch. Doch die lässt nach. Die Schwierigkeit besteht im konsequenten Durchhalten. Sie müssen Selbstkontrolle und Beharrlichkeit beweisen; das kostet Kraft. Und logische Gründe zum Nachlassen gibt es genug: Neigt man bei Panikattacken nicht zur Selbstgeißelung? Ist man nicht ohnehin erschöpft, viel zu streng? Der Tag wird zu anstrengend; der Tag war zu anstrengend; die Laune ist zu schlecht; die Laune ist endlich mal wieder gut. Emotionen sind wie Wetter: Sie wandeln sich ständig. Eine Stimmung ist keine maßgebliche Basis für eine Handlung. Eine neue Lebenshaltung entsteht nicht von allein. Nur konstante Übung schafft Exzellenz; Wiederholung prägt Muster, förderliche wie hinderliche.

Planen Sie also Ihre neuen Muster realistisch: klein genug für eine tägliche Praxis, unabhängig von Ihrer Stimmung; Sie putzen sich ja auch traurig wie fröhlich die Zähne. Nehmen Sie natürlich Rücksicht auf Ihre Kraft, Ihr Wohlbefinden, stimmen Sie Ihre Praxis auf Ihr jeweiliges Akzeptanzvermögen ab. Wenn Sie motiviert und fit sind, machen Sie mehr, wenn Sie müde und angeschlagen sind, machen Sie weniger. Emotionale Balance und Wohlgefühl hängen nicht nur davon ab, *was* und *wie* Sie praktizieren, sondern *ob*.

Achtsamkeit

Sobald Sie etwas wahrnehmen, bauen Sie Beziehung dazu auf, sei sie gut oder schlecht, und reagieren entsprechend mit Hin- oder Wegstreben, dem Wunsch nach mehr oder weniger. Diese Beziehungen sind zwar blitzartig, spontan und unvermeidbar, aber beruhen auf Ihrer Fähigkeit der unvoreingenommenen Wahrnehmung. Je klarer Sie etwas als das, was es ist, erkennen, desto angemessener, planvoller und authentischer können Sie agieren. Das Problem bei Angst und Panik besteht genau darin, nicht bewusst oder ungetrübt wahrnehmen zu können. Ein Auslöser stülpt aufgrund nicht oder nur teilweise bekannter Ursachen hinterrücks eine negativ gefärbte Sonnenbrille über und provoziert eine nicht situationsangemessene Reaktion. Daher dürfen Sie Achtsamkeit und Eingestimmtheit üben, wann immer es gerade passt: also dauernd. Das bedeutet, dem, was Sie umgibt, Ihrer Umwelt, Ihrem Körper, Ihren Emotionen, Ihrem Geist bewusst Aufmerksamkeit zu schenken. Aufmerksamkeit ohne Kritik und ohne Urteil, einfach unbeeinflusste Wahrnehmung, freundliche Anteilnahme. Dann sind Sie in der Lage, sich auf die jeweilige Situation einzustimmen und entsprechend selbstbestimmt und angemessen zu handeln. Diese freundliche, offene Haltung der respektvollen Anteilnahme kennen Sie aus den schönen Momenten, in denen Sie sich voll verstanden fühlen und selbst verstehen. Negative Lebensmuster oder Glaubenssätze werden in stressigen, ungemütlichen oder ungewohnten Phasen und Situationen unbewusst psychosomatisch reproduziert. So bildet Ihr Körper Ihre geistige Angst und Angespanntheit auch während Ihrer Meditation oder Yogapraxis nach, wenn Sie währenddessen mit Selbststudium oder Situationsanalyse beschäftigt sind. Was auch immer Sie gerade üben, welche Bewegung, welches Prinzip, konzentrieren Sie sich voll darauf und nicht auf etwas anderes. Es kostet wenig Kraft, auf interessante, neue oder intensive Dinge zu achten. Leider ist Yoga nach einiger Zeit weder neu noch intensiv, und panische Gedanken sind um einiges lauter und interessanter. Doch Dinge werden wichtig, wenn *Sie* sie wichtig machen, nicht, weil sie es von Natur aus sind. Das ist eine mentale Übung und kostet Sie Willenskraft. Aber Sie können das und haben es schon tausendmal bewiesen: als Sie wegen eines interessanten Buchs nicht aufs Klo gegangen sind; als Sie beim Gespräch mit einem geliebten Menschen die Baustelle kaum hörten; als Sie wegen einer Schnapsidee einen Termin vergessen haben. Sie haben also die Fähigkeit, sich so lange, so stark auf genau das zu konzentrieren, was Sie jetzt wahrnehmen wollen, nicht auf das, was gerne Ihre Aufmerksamkeit beanspruchen möchte und Sie ungebeten anspringt. Zählen Sie Ihren Puls, lauschen Sie auf Ihren Atem, seien Sie neugierig auf Ihre Fußzehen oder konzentrieren Sie sich voll auf Ihre Oberarme: Ihr Training ist *jetzt*, echt und lebendig. Ihr Vitalwesen ist nur im Jetzt. Stimmen Sie sich darauf ein, nicht auf davor, nicht auf danach. Emotionale Balance und Wohlgefühl hängen nicht nur davon ab, *ob und was* Sie praktizieren, sondern *wie:* achtsam.

Alignement und Ausrichtung

Wenn Sie nie geübt haben, einen weiten Ausfallschritt mit geradem Rücken und gestrecktem Bein zu halten, woher soll Ihr Körper plötzlich Kraft und Dehnung nehmen, um es elegant zu halten? Sie würden ja auch nicht untrainiert einen Marathon von sich erwarten. Mobilität erlebt der Mensch als existenzielles Grundrecht, sodass beim Yoga oft einfach verlangt wird, dass gewisse Posen beherrscht werden, egal, wie wenig der Körper Bewegung gewohnt ist. Als Kind ging es auch und so schwer kann das ja wohl nicht sein. Egal, wie es aussieht oder schmerzt, zack, ich will das jetzt. In der sitzenden Vorbeuge sind Ihre Lendenwirbelsäule und Ihre Beinrückseite nicht weich genug, um mit geradem Rücken und entspannten Schultern Ihre Füße zu berühren? Ehrlicherweise nicht mal Ihre Knie? Egal! Dann wird der Rücken jetzt gekrümmt, die Arme werden weit gestreckt mit hochgezogenen Schultern bis unter die Ohren, mit Schwung die Zehen gekrallt und gezogen, was das Zeug hält, dabei schön überstreckt den Kopf in den Nacken werfen und schnaufen und ackern, auf Teufel komm raus. Sie lachen; natürlich macht man es so nicht, aber schauen Sie sich mal um, wie im Sportverein beim Dehnen oder beim Yoga krumm und schief gezerrt, gekrallt und gewippt wird, damit sich die Enden berühren und es aussieht wie auf den Fotos. Dabei erwächst eine echte „gute“ Asana von innen, Sie müssen den Aufbau einer geraden, gesunden, entspannten und kraftvollen Haltung spüren und erleben. Das geht langsam und behutsam und hat das Tempo einer kleinen Schnecke mit gelbem Häuschen, die auf Ihrer Hand sitzt, wenn Sie zum ersten Mal bei Sommerregen spazieren.

Die **Fußgewölbe** sollten in Standhaltungen und auch in allen anderen Haltungen, die eine Bein-Aktivität erfordern, aktiv und dennoch energetisch durchlässig sein. Dabei streben die äußeren Fersen, die Großzehballen und die Kleinzehballen Richtung Boden oder in den Raum hinein, das Fußgewölbe zieht aktiv hoch. Falls die Füße nicht am Boden stehen, hängen sie nicht herum, sondern sind aktiv einbezogen. Die **Knie** belasten Sie gleichmäßig. In Standpositionen wie dem Krieger beugen Sie nicht über einen 90-Grad-Winkel hinaus, auch halten Sie Ihr Knie in egal welcher Haltung immer über der zweiten Zehe, sodass es weder nach innen noch nach außen kippt und Ihre Menisken abscheuert. Konstante **isometrische Muskelspannung** verhindert ein Überdehnen der Knie, zum Beispiel bei Trikonasana, dem Dreieck. Isometrische Muskelspannung bedeutet, dass Sie sowohl Agonisten als auch Antagonisten gleichzeitig anspannen, sodass der ganze Körperbereich unter Spannung steht, aber das Gelenk unbewegt bleibt. Machen Sie stehend eine breite Grätsche in Socken auf glattem Parkett und versuchen Sie, die Beine zusammenzuziehen und so in den Stand zu kommen. Da zittern Sie ordentlich. Diese Spannung hat eine gute Yogapraxis bei jeder Asana, auch beim Halten der Pose, wie z.B. im Ausfallschritt. Deswegen ist es anstrengend und schweißtreibend. Wenn Sie sich langweilen und keinen Muskelkater haben, machen Sie es sich eventuell zu leicht. In senkrechten Haltungen dürfen Sie Ihr **Becken** gerade aufrichten und die Hüftgelenke parallel halten. Ihre Sitzbeinhöcker, also die Gesäßknochen, zeigen nach unten. Sie gehen nicht in ein Hohlkreuz. Vorbeugen kommen aus dem Hüftgelenk mit geradem Rücken, Rückbeugen aus der Brustwirbelsäule. Die Lendenwirbelsäule darf also mitlaufen und trägt die Bewegung nicht allein. Sie möchten möglichst viel **Länge in der Wirbelsäule** schaffen und nicht einzelne Bereiche abknicken. Sie verläuft natürlicherweise in einer Doppel-S-Form, also Steißbein und Kreuzbein krümmen sich leicht nach hinten, die Lendenwirbelsäule nach vorne, die Brustwirbelsäule wieder nach hinten und die Halswirbelsäule wieder leicht nach vorne. Der **Kopf** schwebt mit dem Kinn parallel zum Boden mit den Ohren über den Schultern, also kein vorgestreckter Schildkrötenhals. Auch bei Drehungen oder beim Twist bleibt Ihre Wirbelsäule aufrecht, Sie wringen sich also wie ein Tuch um die eigene Achse, statt mit einem runden Rücken um sich herumzugreifen. Der **Rumpf** darf ständig unter leichter Spannung stehen und die Bewegung tragen. Mehr dazu lesen Sie auch bei den Bandhas (Seite 101). Aktive Bauch- und Beckenbodenmuskeln schützen den Rücken und schaffen Eleganz und Länge im Körper. Ihre **Schultern** sitzen entspannt an ihren Positionen und schieben eher hinunter in Ihre Gesäßhosentaschen, nicht hoch zu den Ohren, auch wenn Sie die Arme über den Kopf heben. Ihre Arme sind immer offen und leicht nach außen rotiert. Bei Armbalancen platzieren Sie Ihr Handgelenk unter den Schultern und drücken Ihre Hände kräftig in den Boden. Jetzt haben Sie das alles gelesen und es klingt selbstverständlich und einleuchtend. Sie dürfen trotzdem darauf achten, ob Sie es so auch umsetzen.

Spielzeug

Mit der Zeit werden Ihre Gelenke beweglicher werden und die Yoga-Übungen fallen Ihnen leichter, auch wenn Sie jetzt vielleicht nicht Ihre Zehen berühren. Darauf kommt es gar nicht an. Es kommt auf die sauber ausgerichtete Ausführung an und die bewusste, geschmeidige Durchführung. Deswegen benutzen Sie vielleicht Hilfsmittel. Vergessen Sie im Hatha-Yoga Ihren Stolz. Im Restorativen Yoga brauchen Sie sie ohnehin, weil Sie gelenkschonend längere Zeit liegen und lagern möchten, ohne Ihre Bänder und Sehnen auszuleiern. Eine sinnvolle Unterlage ist eine Matte, am besten nicht zu weich, rutschfest und widerstandsfähig. Schaumstoffmatten ziehen sich auseinander, wenn Sie darauf Körperspannung wie im herabschauenden Hund halten wollen, das kann nerven. Ein oder zwei Yogablocks, meistens aus Kork, sind gute Unterstützungen für sitzende oder kniende Asanas, um darauf Ihr Becken aufgerichtet zu halten. Und natürlich verringern sie den Abstand zum Boden, sodass Ihr Rücken gerade bleiben kann.

Ein Bolster oder Yogakissen ist fest genug, um formstabil als Stütze zu wirken, vor allem bei Rückbeugen. Natürlich können Sie sich auch mit Kissen ausstopfen. Und natürlich ist eine Decke sowohl warm als auch weich und eine gute Unterlagerung für Ihre Lendenwirbelsäule oder Knie. Kopf, Augen, Brust oder Rücken zu beschweren, finden manche Yogis sehr angenehm. Ähnlich wie bei Migräne ein Tuch über dem Gesicht hilft, ist im Restorativen Yoga, gerade bei Panik, etwas Weiches, Schweres wie ein Kirschkernkissen auf den Augen sehr angenehm. Vielen vermittelt es Halt, Erdung und nimmt Druck von der Stirn. Probieren Sie einfach, womit Sie sich wohlfühlen.

Pranayama und Bandha

Pranayama

Wie schon tausendmal erwähnt, ist Atmen durchaus wichtig zur Beherrschung sämtlicher biologischer und vitalenergetischer Vorgänge und daher im Yoga nicht planlos. Yogaatem heißt *Ujjay*. Durch das kraftvolle Ausatmen werden Giftstoffe aus den tiefsten Zellen vertrieben, die erhöhte Sauerstoffzufuhr hinterlässt einen rosigen Glow, verbessert die Stimmung und vermindert die Angst. Richtiges Atmen ist eine Kunst. Zum Glück ist laut Aktionskünstler Joseph Beuys jeder ein Künstler, sogar Sie. Wer hätte das gedacht. Demnach können Sie kunstvoll atmen und wenden dafür folgende Prinzipien an: einatmen beim Räkeln, Strecken und Anspannen, ausatmen beim Dehnen, Entspannen und Einrollen, durch die Nase ein, durch die Nase aus. Mund zu. Und wie Sie einen Spiegel anhauchen oder flüstern, bremsen Sie auch bei Asanaflow und Atemübungen den Luftstrom mit dem Kehlkopf, sodass Sie innerlich ein zartes Rauschen hören. Gleichmäßig einatmen, tief in Bauch, Brust, Rücken, Schlüsselbein. Am besten im Verhältnis Einatmung:Ausatmung 1:2 bis 1:4. Atmen besteht aus vier Etappen: *Recaka* (ausatmen), *Sunyak* (Luft anhalten mit leeren Lungen), *Puraka* (einatmen), *Kumbhaka* (Luft anhalten mit gefüllter Lunge). Sie nehmen die Arme über dem Kopf zusammen, strecken sich, auf die Zehenspitzen, atmen dabei eiiiiiiiin …, strecken und halten hmmmmm … an und dann fließen Sie mit den Armen über die Seiten nach unten in die Vorbeuge, Fingerspitzen neben die Zehen und atmen die ganze Zeit auuuuuuuuus … und halten … und genießen die Schwerelosigkeit … und wieder eiiiiiin. Bestimmt kennen Sie das aus der Yogastunde. Der Atem steht ganz von allein am Ende einer Bewegung, wie eine Schaukel oder eine Wippe. Indem Sie diese Phasen kultivieren, steigern Sie Ihre Ausdauer und Ihr Lungenvolumen. Alle anderen yogischen Atemübungen fußen darauf. Üben und verinnerlichen Sie diese natürliche, tiefe Bauchatmung trotz aktivierter Bandhas, und nichts kann Ihnen mehr den Atem verschlagen.

Bandha

Bandhas sind energetische Verschlüsse oder Ventile bzw. Bindegewebs- und Muskelschichten, aktiviert durch subtile Muskelkontraktionen. Sie schützen Gelenke, beruhigen das vegetative Nervensystem, unterstützen kontrollierte Atmung und Bewegungsabläufe. Es gibt drei:

Mula Bandha (Wurzelverschluss) wird aktiviert durch die Kontraktion der drei Schichten Beckenbodenmuskulatur zwischen Geschlechtsorgan und After. Diese Muskeln anzusteuern und die Kontraktion zu halten, bedarf einiger Übung. Die einfachste Schicht sind die Schließmuskeln, bei den weiteren helfen Vergleiche. Die Herren steuern die Muskulatur an, die sie zum Anheben ihres erigierten Phallus nutzen. Gezieltes Training geschieht durch Wippen – wie der Arm einer Glückskatze. Zufällig wirkt das potenzsteigernd. Den Damen hilft das Bild, gerade sitzend oder stehend einen Tampon mit den äußeren Schamlippen zu greifen, dann mit den inneren Schamlippen und der tiefsten Vaginalwandmuskulatur zum Gebärmutterhals weiterzureichen. Alternativ: die Klitoris zwischen die inneren Schamlippen einzuziehen und die Vagina mit den äußeren reißverschlussartig bis zum After zu verschließen. Gezieltes Training geschieht durch Öffnen und Schließen des Reißverschlusses oder Klitorispulsieren – wie der Hinterleib einer Biene. Schwangere sollten es nicht übertreiben, da es die Beckenbodenmuskulatur zu unnachgiebig machen kann. Mit der Zeit entwickelt man ein immer feineres Gefühl für die verschiedenen Schichten und kann Katzen und Bienen vergessen. Mula Bandha verleiht den Lendenwirbeln Stabilität, vermeidet Fehlhaltungen im unteren Rücken und Vor- oder Zurückkippen des Beckens und wirkt hilfreich bei Verdauungsproblemen, Beckenentzündungen und Hämorrhoiden. Energetisch wird Prana aus dem Boden eingezogen, Hitze und Zirkulation entstehen.

Uddiyana Bandha (Bauchverschluss), das zweite Ventil, stabilisiert den mittleren und oberen Rücken. Auf diese Weise werden Fehlhaltungen im Brustwirbelbereich verhindert und die Core-Muskulatur gestärkt. Es ist weit mehr als den Bauch ein- und enge Jeans anziehen. Der Unterbauch zieht diagonal nach innen hinten unten zum Kreuzbein. Der Bauchnabel zieht mittig nach innen, das Zwerchfell hoch zum Brustkasten und die Soft Ribs, also die Knorpelfortsätze der Rippen, durch die schrägen Bauchmuskeln hin zur Wirbelsäule. Das Gefühl zwischen Bauchnabel und Schambein entspricht dann dem eines muskulären Thrombose-Schutz-Slips und darüber einem Korsett aus allen Ihren tonisierten schrägen und queren Bauchmuskeln und Zwerchfell. Es geht nicht um ein Verkrampfen, sondern einen Sog, der mit einer gewissen Leichtigkeit hochzieht. Das massiert Bauchorgane, regt Verdauung und Immunsystem an. Trägheit und Anspannungen verschwinden. Uddiyana Bandha am besten mit einigermaßen leerem Magen üben.

Das dritte Ventil, *Jalandhara Bandha (Kehlverschluss),* wird hauptsächlich bei Atemübungen eingesetzt. Dazu das Kinn vorschieben, um die Nackenwirbelsäule zu strecken, dann das Kinn leicht in die Vertiefung zwischen den Schlüsselbeinen ziehen. Das Hinterhauptbein bzw. die Ohren ziehen gerade nach hinten wie an einer Schnur horizontal zum Boden. Jalandhara Bandha nimmt Druck vom Herzen, das wirkt mental entspannend, die Schilddrüse ausgleichend und stoffwechselregulierend. Der Kehlverschluss reguliert den Energiestrom zwischen Herz und Gehirn und verhindert, die mühsam hochgesogene und angekurbelte Energie oben übersprudeln zu lassen. Verlagern Sie Ihre Zunge gegen den oberen weichen Teil des Gaumens und pressen Sie leicht gegen die Innenseite Ihres Oberkiefers. So halten

Sie Gesichts-, Hals- und Kehlkopfmuskeln straff. Aber bitte trotzdem lächeln.

Alle drei Bandhas gleichzeitig in Balance mit der Atmung bilden *Maha Bandha*. Anatomisches Ergebnis: Festigkeit im Rumpf. Nur ein stabiler Rumpf kann den Körper kontrolliert aufrichten, absenken, heben oder tragen. Länge in der Wirbelsäule vermindert möglichen Bandscheibendruck bei Vorbeugen oder ein Verkanten der Dornfortsätze bei Rückbeugen. Der eingezogene Bauch schafft Raum für Bewegung und Posen, in denen Volumen behindert.

Mula Bandha ermöglicht freudvolle und elegante Ausführung, denn wer Körperbereiche derart bewusst ansteuert, geht automatisch sorgsam und liebevoll mit sich um. Energetisch gesehen verbindet und balanciert es die Chakren, regt Kundalini an und soll jede einzelne Körperzelle erfrischen. Anti-Aging, Detox und Aura Cleansing vom Feinsten und komplett für umme. Sie schmeißen sozusagen Ihre energetisch selbsterhitzende Espressomaschine an, indem Sie erst auf dem Boden durch Konzentration Induktionshitze erzeugen, dann den Wasserdampf mit Druck durchs Pulver hochkanalisieren und schließlich, kurz vorm Überbrodeln, den Deckel zuklappen und feinste Crema im Körperbehälter sammeln. Einmal Prana-Macchiato to go mit extra All Over Happiness. Die Fähigkeit, Bandhas zu aktivieren, ist also nicht nur auf der Yogamatte vorteilhaft. Es ist schlichtweg unmöglich, eine Panikattacke und einen aktiven Beckenboden gleichzeitig zu haben. Versuchen Sie es mal, eher werden Sie Ihren Ellenbogen ablecken.

Mimimiii!

Wann und wie viel Schlaf, welche Nahrung, wie viel Sport, Sex, Massagen, warme Bäder und Sonnenschein brauchen *Sie*? Überlegen Sie scharf. Ha! Fangfrage. Keinen. Sie sind ein spirituelles Bewusstsein, Sie wirken über mentale Energie (Seite 34). Die hier genannten im weitesten Sinne ayurvedischen Elemente sind Ihre Stellschrauben für Gesundheit und Glück *auf vitalenergetischer und biologischer Ebene*. Finden Sie Ihre bewussten Freuden und Pflichten wichtiger oder unterhaltsamer als die des Vitalwesens? Beachten Sie es nicht genug, über- oder untertreiben Sie es? Was Ihr Körper, Ihr Vitalwesen wirklich brauchen, wissen Sie wahrscheinlich aus Instinkt und gesundem Menschenverstand. Sie machen es nur nicht, weil Freunde, Fernsehen, Job etc. spannender oder beanspruchender sind. Sie arbeiten nur oder trainieren ununterbrochen auf ein Ziel hin und wollen nicht lockerlassen? Wenn man ein Werkzeug oder Nutztier überlastet, bricht es zusammen. Sie sind gereizt, launisch und permanent auf Krawall gebürstet? Wenn man Mitarbeiter nicht angemessen auslastet oder miteinbezieht, werden sie wütend, zickig oder verweigern den Dienst. Sie fühlen sich nicht wohl in Ihrer Haut, verachten Ihren Körper, ekeln, schämen sich für Ihr Aussehen oder Ihren Körper? Wenn Sie Ihrem Vitalwesen und Ihrem Körper keine ausreichenden Ressourcen zur Verfügung stellen, Ihre Gesundheit oder Ihr Aussehen nie positiv anerkennen und für selbstverständlich halten, verkennen Sie diese Leistungen und es entstehen mangelhafte Ergebnisse. Sie finden alles anstrengend, können sich nie aufraffen, wollen nichts tun; nur Schokolade, Bier und Netflix trösten? Sie haben sich zu lange hängen lassen, aufgegeben und Ihr Vitalwesen zur Couch-Potato umerzogen. Auch übertriebene Libido oder körperliche Süchte nach Genussmitteln und Drogen resultieren aus einem zunächst unerzogenen, nun den Körper allein dominierenden Vitalwesen. Lassen Sie es zu seinem Recht kommen, aber übernehmen Sie die Führung. Ihr Biokörper, der Missstände irgendwann offensichtlich und unleugbar abbildet, ist geteiltes Spielzeug. Beide dürfen gleich viel spielen, nicht unbedingt täglich, aber unterm Strich, sonst streikt einer und das Spiel geht nicht weiter. Wem das unrealistisch vorkommt, der schaue sich an, wie selbst ein ungezogener Dackel sein Herrchen auf Trab halten kann. Wer einen Hund hat, muss Spaziergänge und Fütterungen machen, die die Bedürfnisse *des Tiers* stillen, nicht die eigenen. Ein glücklicher Hund ist freundlich und treu; ein unglücklicher Hund ist verhaltensgestört.

Ja, aber das ist unrealistisch, und die ganze Welt schläft zu wenig, und ich arbeite doch, und ich will Freunde sehen, ich will am Wochenende mal feiern, ich will mich nicht auch noch disziplinieren, ich will Zucker und Fernsehen und Alkohol!!! Ich will ja helfen, immer happy sein, erfolgreich, sexy, gesund und schön, ich mach ja auch was, das muss doch reichen! Es liegt an meinem Körper, Stoffwechsel, Chef, Kindern, Wetter, Emotionen, ich kann nichts dafür. Früh schlafen, jeden Tag Sport und frisch kochen, voll unrealistisch, wie soll ich das schaffen, wann soll ich das machen, ich müsste auf alles verzichten, alles umstellen, alles ändern, das ist groß, das ist viel verlangt! Tja. Ist eben so. Ab ins Bett, an den Herd und an die Luft. Klar ist das viel verlangt. Aber Lebensumstellung für Lebensfreude ist keine Sklaverei nach Optimierungsplänen. Erstens geht es schrittweise. Zweitens um ein gesundes Verhältnis, ein 80:20 zugunsten der Gesundheit, nicht andersrum. Und ein Kompromiss ist besser als keiner. Bedenken Sie, dass Sie gegen eine Panikstörung kämpfen: Es geht nicht um einen Sixpack, es geht darum, ein fröhliches Leben wiederzugewinnen. Wenn Sie das geschafft haben, werden Sie vieles von allein und entspannt schaffen, was manchem jetzt wie eine massive Umstellung oder Reglementierung erscheinen mag. Yoga hilft, durch Achtsamkeit Bedürfnisse stärker wahrzunehmen und ihnen durch gewohnte, angenehme Selbstdisziplin und Konzentration auf das Wesentliche zu folgen. Und Sie sind nicht allein. Sie werden Freunde, einen Verein oder Fachpersonal finden, das Ihnen hilft. Zahlreiche Studien belegen die positiven Wirkungen von stabilen zwischenmenschlichen Bindungen und echten Freundschaften. Investieren Sie Zeit in die Menschen, die Sie ehrlich lieben und die Ihnen wirklich guttun. Wenn Sie sich nicht gegenseitig guttun, ist es kein Verlust, wenn Sie sich weiterentwickeln.

Mentale Ebene: Ursachen auflösen

Yoga in Anwendung gegen Vrittis und Kleshas

Sie kennen nun sich selbst als Zwiebel. Sie haben begriffen, wie viele Parteien beteiligt sind und auf ihren eigenen Ebenen Trost, Heilung und Zuwendung brauchen. Sie haben erkannt, wie Sie das biologisch und vitalenergetisch leisten können. Jetzt fehlt noch Ihr Geist. Ein Yogi strebt danach, diesen rein und klar zu machen. Dies gelingt über die Beruhigung der Wellen, der Vrittis. Sie sollen nicht unterdrückt werden, sondern über die Techniken des Yoga und die ethischen Lebensregeln zur Ruhe kommen. Wenn Sie alle inneren Bewegungen angehalten haben, sinken und schweben Sie. Das ist das Ziel.

Wie machen Sie das? Indem Sie sich an Michelangelo orientieren*: Lassen Sie alles weg, was nicht von außergewöhnlicher, wahrhaftiger Schönheit ist. Lösen Sie Schicht für Schicht, Marmorbröckchen für Marmorbröckchen, Stäubchen für Stäubchen an Fehlidentifikation von Ihrem Sein, bis Sie frei sind von dem, was Ihr Dharma verschleiert. Sehr poetisch. Wie machen Sie das konkret? Es gibt da Möglichkeiten ohne mentalen Marmor. Energie ist das Vermögen eines Körpers oder Wesens, Arbeit zu verrichten. Ein verspannter Mensch verwendet einen Teil seiner potentiellen Energie dafür, einen hohen Muskeltonus aufzubauen. Angst und Panik vergeuden viel Kraft in falsche Richtungen oder im Kampf gegen geistigen Stillstand. Wenn Sie lernen, Ihre Wahrnehmung in eine bestimmte Richtung umzulenken, bleiben Sie trotz Angst handlungsfähig und aktiv und es kommt zu einer allmählichen Ausschaltung. Das ist in etwa so, als würden Sie eine Diät machen und vor einer Torte sitzen. Sie vergeuden Kraft, wenn Sie sich dem Anblick aussetzen, aber auch nicht nachgeben möchten. Wenn Sie sich ablenken und weggehen, vergessen Sie die Torte einfach.

* Für alle, die diesen Gemeinplatz nicht kennen, hier die Anekdote. Nachdem der Künstler vier Jahre an dem David, seiner berühmten Statue von damals außergewöhnlicher Schönheit und noch heute unübertroffener handwerklicher Präzision, gearbeitet hatte und sie aufgestellt worden war, fragte der Papst, wie er dieses Meisterwerk der Meisterwerke erschaffen habe. „Ganz einfach, ich entfernte alles, das nicht David ist."

Dharana/ Konzentration

Statt daran zu denken, jetzt besser keine Angst zu haben, sich negative, angsterfüllte Zukunftsbilder auszumalen, um sie direkt abzulehnen, schulen Sie Ihren Geist und Ihre Konzentration auf das Visualisieren von positiven Aussichten. Es kommt auf die Perspektive an: Statt „gegen die Angst" sagen Sie „für die Freiheit". Es gibt viele bekannte Formen der gezielten Konzentration: Traumreisen, Autosuggestion, Mantren, Affirmationen, Positive Thinking sind Formen der bewussten Konzentration.

Hilfsmittel

Zu Beginn können Konzentrationspunkte helfen, diese geistige Disziplin einzuüben. Konzentrieren Sie sich zum Beispiel auf eine Blume, dann bleiben Sie bei der Blume. Denken Sie nicht an den Garten, an den Duft, an die Bienen und die Wärme der Sonne, nur an die Blume. Wie Monopoly: Wenn Sie ins Gefängnis gehen, gehen Sie nicht über Los, ziehen Sie keine 4000 DM ein und keine Aktivitätskarte vom Stapel, gehen Sie direkt dorthin. Das kann am Anfang ganz schön hart sein, da Sie wuseliges, unkontrolliertes Hin- und Herdenken gewohnt sind und es unschaffbar erscheint, da Kontrolle reinzubringen. Doch Sie können Ihren Geist beruhigen, wie Sie einem jungen Hund das entspannte Gehen an der Leine beibringen können, der erst hierhin, dorthin, dahin schnuppert, bis sich irgendwann Ihre Ruhe auf ihn überträgt und er den gemeinsamen Flow des Gehens auch ohne Leine genießt. Beliebte Hilfsmittel sind Mantren, Musik oder Kerzen, kleine Dinge, die Ihnen Raum für Konzentration und Ruhe geben.

Wirkende Worte

Alles im physischen wie im feinstofflichen Universum beruht auf Schwingung, auch Sprache und Gedanken. Mit jedem Wortklang senden Sie eine spezifische Frequenz aus, die Resonanzen erzeugt (Seite 29). Sie meckern jemanden an – meistens meckert jemand dann zurück. Ihr Resonanzfeld reagiert also mit Rückspiegelung. Es ist für Ihr Wohlbefinden essenziell, sich der Wortlaute und -klänge bewusstzuwerden, von denen Sie wünschen, dass sie zurückkehren mögen. Bekannte Möglichkeiten sind *Affirmation, Mantra* und *Samkalpa.*

Affirmation

Dies sind per Definition Bejahungen, Beipflichtungen, Bestätigungen oder Zusprüche. Sie werden im mentalen Coaching oder auch in der Yogapraxis eingesetzt, um die heilsame Wirkung einer Tätigkeit während der Ausführung bewusstzumachen und zu verstärken: „Yoga stärkt meine psychische und körperliche Balance."

Mantras

Diese indischen Gebetsformeln in Sanskrit dienen als Denkwerkzeuge. Sie können gedacht, gesprochen oder gesungen werden und einem höheren Ziel oder einer Gottheit geweiht sein. Sie erzeugen im Inneren wie im Äußeren Resonanzen, zum Beispiel Bitten, Gebete oder Lobpreisungen wie beispielsweise Om namo Amitabha („Ich verneige mich vor dem grenzenlosen Licht").

Samkalpas

Samkalpas sind kraftvolle, machtvolle Formulierungen, die mit einer selbstgewollten Gedankenschwingung Resonanz in Realität auslösen und manifest werden sollen. Der entscheidende Unterschied zu „normalen Wünschen an das Universum" ist der möglichst reine Bewusstheitszustand, in dem Samkalpas hörbar oder still formuliert werden. Samkalpas sind sehr wirkungsvoll, wenn sie aus einem meditativen Zustand heraus bewusst und unkompliziert formuliert werden, also ehrliche Wünsche aus reinem Herzen und klarem Geist: „Ich heile mich." „Ich lebe in Liebe." „Ich schaffe den Abgabetermin." Samkalpas wirken natürlich auch auf das Vitalwesen über die Bilder, die Sie von der Zukunft haben. Deswegen sind Vikalpas, also Unschlüssigkeit, Zweifel, falsche Vorstellungen oder Angstbilder, gefährlich. Wenn Sie Ihrem Vitalwesen oft genug mit reinem Herzen wiederholen: „Ich bin gesund und schön", haben Sie dabei entsprechende Schwingungsmuster von den Konzepten Gesundheit und Schönheit und auch Bilder dazu. Die versteht es und hilft nach Kräften beim Erreichen der Vision mit. Wenn Sie unbewusst oder bewusst dauernd sagen: „Ich bin krank und hässlich", klappt das logischerweise auch. Der Impuls „Ich will nicht dick und hässlich sein" hingegen führt genau dazu. Wieso? Weil das Vitalwesen keine abstrakten negativen Befehle versteht. Nehmen Sie mal ein Stück Wurst in die Hand, wedeln damit einem Hund vor der Nase herum und sagen: „Du darfst keine Wurst haben, du wirst dick." Die Worte begreift er nicht, er riecht Wurst vor seiner Nase und will sie haben. Auch Ihr Vitalwesen bekommt dauernd die Konzepte Krankheit und Hässlichkeit mit, auch die negativen Emotionen. Aber es versteht kein „Nicht". Wie ein geworfener Stein in einem See konzentrische Kreise bis zu Ihnen und anderenorts ans Ufer zieht, wirken Worte. Sogar auf drei Ebenen: intentional, emotional, inhaltlich. Wenn Sie solche Zusammenhänge konsequent zu Ende denken, sehen Sie, weshalb Kommunikation so komplex wirkt und viele Yogis auf Nicht-Yogis manchmal übertrieben lieb und säuselig wirken. Achten Sie auf Aufmerksamkeit. Achten Sie auf Authentizität.

Dhyana und Meditation

Meditation, also Dhyana, wird häufig mit Dharana verwechselt, aber Meditation ist keine Konzentration auf etwas, sondern das Annehmen von Nichts. Meditation wird oft instrumentalisiert: für besseren Schlaf, für mehr Gelassenheit, für klarere Visionen. Aber Meditation ist nicht der Weg für etwas, sondern bereits das Ergebnis von etwas, nämlich von regelmäßig praktiziertem ganzheitlichen Yoga: im Alltag durch ethisches, gesundes Leben wie auf der Matte durch Atmung und Asanas, im Geist durch Fokussierung. Wer an Panikattacken leidet, sollte sich der regelmäßigen Meditation zuwenden. Die Betroffenen sind oftmals nicht mehr in der Lage, sich selber zu beruhigen und zu steuern. Regelmäßige Meditation kann dabei helfen, die Fähigkeit der Selbstregulation wieder neu zu erlernen. Ebenfalls hilft die Meditation dabei, gewisse Symptome von Panikattacken zu lindern. Blutdruck und Puls sinken, das Gehirn und der Geist werden ruhiger und gleichzeitig wird der Kopf wieder leistungsfähiger. Eine regelmäßige Meditation verändert die Gehirnwellen und versetzt dadurch den Körper in einen Entspannungszustand. Die Meditation bringt ebenfalls mit sich, dass sich die allgemeine Stimmung verbessert. Die Qualität des Schlafes wird verbessert, man fühlt sich leichter und glücklicher. Es gibt lauter Ratgeber, Youtube-Tutorials und Apps zu Meditation, aber die Basics sind immer gleich. Daher hier ein Grundrezept für Meditation; nach Bedarf nachzuwürzen. Es stammt vom genialsten Genie auf dem Sektor der Persönlichkeitsentwicklung der heutigen Zeit.* Am besten, Sie nehmen sich mehrfach pro Woche zehn oder zwanzig Minuten Zeit und üben das Nichts. Doch wenn Sie gefühlt keine Zeit haben, dann meditieren Sie zwei Minuten; besser zwei kurze qualitative Minuten als zwanzig gestresste. Wenn Sie einmal das Gefühl verinnerlicht haben, dann können Sie es überall abrufen, auch im Bus, auch auf der Arbeit. Atmen und Herzschlag sind immer erlaubt.

Das erste Einüben beginnen Sie am besten dort, wo es still, ungestört und angenehm ist. Dabei setzen Sie sich aufrecht mit geradem Rücken auf einen Stuhl. Falls Sie unangelehnt sitzen können, tun Sie das. Ihre Füße liegen am Boden auf, das erdet Sie. Wer kurze Beine hat, legt am besten ein dickes Buch unter die Füße. Falls Sie im Schneidersitz oder Lotossitz sitzen möchten, erden Sie dann Ihre Knie und Sitzbeinhöcker. Gegebenenfalls unterlagern Sie Ihr Gesäß mit einem Kissen, damit Ihr Becken aufrecht bleibt und Sie nicht rund werden. Die Wirbelsäule sollte während der gesamten Übung bequem aufrecht gehalten werden. Diese Vorkehrungen fördern den Energiefluss entlang der Nadis und Chakren. Drücken Sie nun Ihr Kinn leicht Richtung Kehle, damit Ihr Nacken gestreckt ist, aber nichts abklemmen. Ihre Hände ruhen mit den Handflächen nach oben auf Ihren Schenkeln oder im Schoß. Falls Sie Ihren Puls spüren können, stimmen Sie sich auf ihn ein und hören ihm zu. Das Ergebnis dieser Übung: Sie schwingen mit Ihrem Herzschlag und es gibt für Sie nichts Spannenderes als das nächste Poch, das nächste Poch, das nächste Poch. Falls Sie Ihren Puls dabei heute mal nicht spüren, achten Sie alternativ auf Ihre Atmung. Atmen Sie über das Schlüsselbein und den Brustkorb in den Solarplexus bis unter den Nabel. Beeinflussen Sie nichts mit Muskelkraft, warten Sie, bis der Atem da ankommt, wo Sie ihn spüren möchten. Das Ergebnis: Ihr Atem fließt gleichmäßig. Diese Vorbereitung dauert nur wenige Minuten. Nun folgt die eigentliche Übung, denn Sie möchten ja ein Rückmeldesystem für Stress einrichten.

Lenken Sie Ihre Aufmerksamkeit nacheinander auf die Stirn (bei Stress runzelt oder faltet sie sich), die Lippen (sie pressen zusammen), die Zähne (sie beißen zu) und der Nabelbereich (der Bauch wird hart, die Atmung flach oberhalb). Dann achten Sie auf die Stirn, ob sie entspannt und glatt ist. Dann auf Ihre Lippen und Mundwinkel, bis Entspannung eingetreten ist. Nun lassen Sie den Unterkiefer ein wenig hängen, der Mund bleibt dabei geschlossen, die Zunge ist weich. Bis hierhin brauchen Sie kaum fünf Minuten. Nun gehen Sie zu einer bewussten Tiefenatmung mit Kraft über. Bei entspannter Bauchatmung pressen Sie mit der Ausatmung die Luft aktiv mit Unterstützung der Bauchmuskeln hinaus, also kraftvoll, bis wirklich kein Hauch mehr in der Lunge ist. Zur Überprüfung lässt sich das mit einem Summen verbinden: Sobald die Lunge wirklich leer ist, können Sie keinen Ton mehr hervorbringen. Nun halten Sie

* Der Diplompsychologe Rolf-Ulrich Kramer entwickelte MindWalking, ein Coaching zum gezielten, effektiven Auflösen negativer Glaubenssätze und Rückkehr zur eigenen Lebensfreude.

diese Ausatmung so lange, bis die Luft allein wieder hineinzischen will. Das kann einige Sekunden oder Minuten dauern. Sie atmen so weit ein, bis nach wenigen Sekunden eine Sättigung eingetreten ist, keine Luft mehr hinein möchte und die Ausatmung ganz von selbst wieder einsetzt. Und dann wieder mit Nachdruck ausatmen. Machen Sie sechs bis zwölf tiefe Atemzüge. Mit zunehmendem Training werden es mehr werden. Irgendwann merken Sie: das war genug für heute, und Sie gehen zu einer Tiefenentspannung mit normaler, von allein fließender Atmung über.

Bis hierhin haben Sie sehr bewusst mitgearbeitet, das war meditativ, aber keine „echte" Meditation. Spüren Sie nun in Ihre offenen Handflächen und den Bereich um den Nabel herum, ob Sie dort Ihr Prana kribbeln und krabbeln fühlen. Wenn es blubbert, strömt oder warm wird, dann lassen Sie es zu und verweilen Sie in diesem Strom. Falls Ihnen Gedanken kommen, so lassen Sie sie kommen, aber lassen Sie sie gehen (Pratyahara). Sie können diese erwünschte Gedankenlosigkeit fördern, indem Sie die Ausatmungen zählen – eins bis zehn und wieder von vorne. Oder schwingen Sie mit: einatmen, ausatmen, einatmen, ausatmen, irgendwann fallen Sie in ein warmes Nichts. Das ist wirklich so, egal wie spannungsgeladen und wuselig Sie sind. Zum Beenden der Übung räkeln und strecken Sie sich und öffnen Sie die Augen, wenn Sie sich danach fühlen. Dieser mentalenergetische Leerlauf gestattet Ihnen einen Rückzug von den immerwährenden Denkprozessen und polt Sie mental auf Ruhe.

Psychotherapie

Im klassischen Gesundheitssystem werden Angststörungen mit Psychotherapie und Psychopharmakotherapie oder einer Kombination aus beiden behandelt. Dabei können beim ersten Therapieversuch Verbesserungen von etwa 45–65% erreicht werden; Ergebnisse sind Angstreduktion und weitgehender Abbau des Vermeidungsverhaltens. Zusätzlich werden Selbsthilfegruppen und Sport empfohlen, z.B. von der Deutschen Gesellschaft für Psychiatrie und Psychotherapie. Zur Behandlung von Panikstörung und Agoraphobie gibt es verschiedene Formen der Psychotherapie. Kurz- und langfristig positive Wirkung wurde nur nachgewiesen bei Verhaltenstherapie mit kontrollierter Exposition. Fehlende Studien sind allerdings kein Beweis für die Unwirksamkeit der anderen Formen.

Verhaltenstherapie geht davon aus, dass aktuelle Leiden auf Vorstellungen und Reaktionsmustern beruhen, die im Laufe des Lebens bewusst oder unbewusst gebildet worden sind, sich aber ändern lassen. Eine gängige Meinung lautet, eine Angststörung bleibe auch nach erfolgter Behandlung immer latent vorhanden, weil ein schlimmes Erlebnis die Ursache sei, und das lasse sich nicht ändern. Daher steht die Reduktion der Angstsymptome durch Aufbau des Akzeptanzvermögens und nicht Ursachenforschung im Vordergrund. Wie bei einem Virus, das nicht heilbar ist, bei stabilem Immunsystem aber selten bis nie ausbricht, soll das Akzeptanzvermögen stabilisiert werden. Ein Herpesschub bzw. ein Panikrückfall wäre aber bei ungewohnt starker Belastung möglich. Glücklicherweise ist die Rückfallquote zumindest bei Agoraphobie und spezifischer Angststörung sehr niedrig. Laut operanter Konditionierung hilft es einem Angstbetroffenen, wenn er angstauslösende Situationen vermeidet. Fahrstühle nicht zu nutzen ist beispielsweise zunächst positiv. Doch so wird der Betroffene nie die Erfahrung machen, dass ihm bei einer Fahrt nichts Schlimmes passiert, und die Vermeidung hält die Angst letztlich aufrecht. Gegenwärtiges Erleben und Verhalten sowie Umlernen stehen im Mittelpunkt der Behandlung. Therapeut und Patient analysieren das Problem gemeinsam und erarbeiten Veränderungsmodelle. Exposition bedeutet Konfrontationstherapie. Der Patient härtet sich sozusagen ab, Verhaltenstherapie basiert also Konditionierung. Patient und Therapeut planen die Exposition zusammen. Zusätzlich werden ggf. stressmindernde Techniken erarbeitet. Die eigentliche Konfrontation mit den angstauslösenden Situationen findet dann in der Realität oder in der Vorstellung über einen kurzen oder längeren Zeitraum statt, entweder mit der schwächsten oder der härtesten Situation zuerst, ohne oder mit medikamentöser Unterstützung, in Begleitung des Therapeuten, in der Gruppe oder allein. Ein Nachteil dieser Methode bei unspezifischen Angststörungen liegt darin, dass die Auslöser unbekannt und langwierig gesucht werden müssen, bevor eine Umkonditionierung überhaupt beginnt.

Coaching

Aufgrund der Homöostase sind negative Glaubenssätze, Verhaltens- und Bewegungsmuster so klebrig wie Harz in den Haaren. Ebenso mühsam, kleinteilig und bewusst müssen Sie nun auch jedes Mentalquant aus Ihrer negativen Mentaldatei, jede kleine Reaktion, jede einzelne Faszie aufspüren und ausbürsten. Wenn Sie keinen Therapeuten möchten oder finden, versuchen Sie es mit einem guten Mentalcoach. Er hilft Ihnen auf Ihrer Erkundungsreise durch Ihre geistige Innenwelt. Dabei lernen Sie, Ihre geistigen Bilder entspannt zu betrachten, und zwar ohne sie zu analysieren, zu interpretieren oder zu deuten, ohne Suggestion oder Hypnose. Ziemlich schnörkellos also.

Gemeinsam drücken Sie den spannungsbelasteten Angst- oder Panik-Knopf, dieser öffnet Mentaldateien zum Thema. In Ihrem Geist entsteht ein Bild, Sie beschreiben das, was Sie dann gerade sehen. Nicht, wie es war, als es so war, sondern was davon in dem Moment gerade deutlich ist. Sie machen quasi den mentalen Audiokommentar an. Sie wollen nicht aus Prinzip über die Vergangenheit reden, sondern nur den Teil, der Ihre Gegenwart belastet, auflösen. Es kann natürlich sein, dass Themen hochkommen, die Ihnen noch mehr Angst machen oder die Sie nicht sehen möchten, da sie unangenehm sind. Dann nicht mauern, nicht dichtmachen, nicht zensieren, sonst entsteht nur weitere Spannung. Sie baut sich auf, wenn Sie etwas nicht voll zulassen oder nicht voll loslassen. Da hilft Yoga: Erleben Sie Ihr Muster, Ihre Bilder, Ihre Emotionen in der Gegenwart bewusst und voll wieder, denken Sie nicht, analysieren Sie nicht. Schauen Sie es einfach an, sprechen Sie es aus, nehmen Sie es an und lösen Sie so die Spannung auf. Sie müssen nicht wissen, was vielleicht jemand wie gemeint hätte und was das zu bedeuten hätte und was es mit Ihnen gemacht haben könnte. Geblubber bringt Sie nicht weiter. Schauen Sie gemeinsam, wann es war, wo, wie, wer dabei war, wie es dazu kam, dass Sie unbewusst gelernt haben, dass Angst und Panik eine gute Idee sein könnten. Wenn Sie das rausgefunden haben, müssen Sie es nicht mehr erleben.

Svadhyaya

Svadhyaya ist Selbsterforschung und gehört unerlässlich zum guten Umgang mit Ihnen selbst und Ihren Mitmenschen. Wenn Sie ein erfülltes Leben ohne Angst mit einem eigenen Wertesystem und Selbstverwirklichung führen möchten, müssen Sie einen Blick nach innen werfen. Sie müssen Ihre Themen mit Aufmerksamkeit und Akzeptanz angehen. Wenn Sie weder einen Therapeuten noch Coach oder sonstigen Guru zur Hand haben, können Sie es auch allein. Yoga steht, wie gute Therapie oder Mentalcoaching, für Selbstermächtigung. Von Anfang an alles ohne Hilfe zu machen ist härter, aber nicht unschaffbar. Richten Sie Ihre Aufmerksamkeit auf Ihre tatsächlichen Bilder, Ängste, Sorgen, auf Greifbares, auf Erkennbares, auf Vorhandenes, also auf das, was da ist, nicht auf das, was nicht da ist. Das, was noch nicht da ist, wird von selbst erscheinen, sobald das, was da ist, ausreichend beschrieben und damit aufgelöst wurde. Fordern Sie sich immer wieder auf, konkrete Aussagen zu machen und konkrete Einzelfälle zu nennen, finden Sie heraus, wo genau das Haar in der Suppe liegt, was für Sie die Angst genau ausmacht, was die Situation war, woran es genau hing.

Ihr Grundmuster: sich selbst zuhören, verstehen, bestätigen. Halten Sie sich dabei an W-Fragen: Wann war es? Wo war es? Wie lief es ab? Was wurde gedacht? Wie kam es dazu? Werten Sie jede Antwort im Hinblick auf Ihr Sitzungsthema aus. Wenn Sie sich fragen: „Welcher Auslöser hat mir die Party so versaut?“, können Sie nicht einfach abschweifen oder rumfantasieren. Logik muss auch sein!

Verallgemeinerungen, Vermutungen und Interpretationen helfen in der Sitzung nicht weiter. Am besten schreiben Sie mit und erzählen es Ihrem Teddy. Wenn Sie einen Therapeuten oder Coach haben, sprechen Sie Ihr Inneres auch laut aus, das entgiftet und erleichtert. Wenn Sie alleine mit sich arbeiten, tragen Sie beide Rollen. Erstens ist das schwerer, da Sie an Ihren blinden Flecken scheitern könnten, und zweitens fühlen Sie sich eventuell bescheuert, wenn Sie sich laut Ihre Horrorbilder oder Alltagssituationen akribisch erzählen. Wenn Sie Ihren Teddy haben, gibt Ihnen das erstens die Struktur eines echten Gesprächs und zweitens hat Ihr Teddy von Ihnen sicherlich schon Schlimmeres gesehen.* Yoga lebt vom Annehmen, also probieren Sie ruhig auch Absurdes aus.

* Das ist kein Witz. Nehmen Sie sich irgendwas, das Sie als Gesprächspartner empfinden. Auch eine VoiceMessage ist ja kein echtes Gespräch und Sie reden da frei von der Leber weg.

Eigenverantwortung

Angst- und Panikgedanken überfallen Sie unaufgefordert und fressen Ihre Aufmerksamkeit, zwingen Sie sogar zum körperlichen und emotionalen energetischen Nacherleben. Es handelt sich also *immer* um Dramatisierungen. Selbst wenn Sie Ihre Auslöser kennen, wissen Sie ja nicht, weshalb *exakt* Sie reagieren, wie Sie reagieren. Ihr Akzeptanzvermögen reicht nicht aus, um die Mentaldatei und die emotionale Spannung darin durch eine finale Erkenntnis voll zu erfassen. Sie haben durch Ihren Geist die beschriebenen Fähigkeiten. Sie erschaffen und verwalten Ihr Wissen aus Tausenden von Konzepten und Mentaldateien, seien es persönlich erschaffene oder von anderen übernommene. Für den Zustand Ihres Geistes und Ihrer Mentaldatenbank sind *Sie* verantwortlich. Sie drehen den Dimmer. *Sie!!!* Panikattacken und Angststörungen sind im Endeffekt nichts als dauerhaft zu stark eingeschaltete Mentaldateien. Leider befindet sich keine Glühbirne drin, sondern Scheinwerfer, die Ihre Energie fressen und Sie nacherleben lassen bis zur Unerträglichkeit. Aber: Einschaltungen sind grundsätzlich nichts Schlimmes – und auch keine unlösbaren Rätsel. Sie finden nur Ihren Dimmer nicht oder beherrschen ihn schlecht. Das können Sie lernen! Wenn es zu oft zu hell brennt, sodass Sie geblendet sind, dann brauchen Sie einfach eine Sonnenbrille – und eine Pause.

Bitte unternehmen Sie vor allem in chemischer Richtung keine Alleingänge. Wie verlockend es auch erscheint, bei plötzlichen Krisen die Medikamentenkeule auf eigene Faust zu schwingen und Rezeptpflichtiges durch Connections oder online zu beschaffen, Sie tun sich keinen Gefallen. **Wenn Sie das Gefühl haben, am Rande des Wahnsinns oder Selbstmordes zu stehen, gehen Sie zum Hausarzt oder in die psychiatrische Notaufnahme, zur Massage oder in den Streichelzoo (kein Witz) und lassen sich spritzen, kneten oder streicheln.** Suchen Sie etwas Festes, Sanftes oder Plüschiges, das Ihnen für den Moment Halt gibt und positive Hormone ausschüttet. Im schlimmsten Fall gehen Sie in die Apotheke und kaufen sich das stärkste Schlafmittel, das rezeptfrei und vorrätig ist, nehmen die maximale Dosis und schlafen zehn Stunden durch. Danach frühstücken Sie etwas Gesundes und trinken einen Liter Kräutertee. Sie werden sich besser fühlen. Immerhin sind Sie als Bewusstsein weder hungrig noch müde und haben kein Schmerzempfinden, nur Ihr Körper und Ihr Vitalwesen. Zwar sind Sie damit entweder identifiziert oder fühlen einfach mit, aber Sie existieren auch ohne sie. *Sie* bringen die Mentaldateien mit oder achteten bisher zu wenig auf gesunde Lebensführung, aber Ihre Zwiebelschichten baden es mit Ihnen aus. Unabhängig davon, ob und welche Form von Psychotherapie oder Mentalcoaching Sie wählen, Ihre aktive Mithilfe durch gesunde Substanzen und gute Lebensführung ist unabdingbar. Sie müssen mitarbeiten, Ihr Vitalwesen und Ihren Körper bei der Regeneration und Genesung unterstützen. Angst macht krank, Panik stört jede Zelle. Nähren Sie Ihre 37 Billionen ausreichend.

Urlaub fürs Gehirn

Machen Sie auch mal Pause. Selbst wenn Sie Yoga machen, sich massieren lassen und zur Therapie gehen, sind Sie immer mit Wellness, dem Leben, der Angst oder generell sich selbst beschäftigt. Tun Sie aktiv nichts. Kein Fernsehen, Handy, Internet, Buch, Zeitschrift, Musik, ohne Sozial-, Sport- oder Freizeitdruck. Machen Sie mal so wirklich nichts. Studien beweisen, dass Müßiggang und wohlige Faulheit ohne schlechtes Gewissen die Grundlage für Kreativität und gute Ideen sind. Gönnen Sie sich also etwas ganz Exklusives: Gönnen Sie sich ganz resolut absolut nichts.

Akuter Notfall

Wenn Sie etwas brauchen, das Sie jetzt sofort vor der Panik oder der Angst rettet, ändern Sie kraftvoll, schnell und eindeutig Ihre körperliche oder emotionale Lage, um nicht festzufrieren. Sie müssen Ihre Konzentration auf etwas Unmittelbares und Spannendes richten. Dazu müssen Sie intensiv und sofort Ihre Aufmerksamkeit umlenken und dürfen nicht nachdenken, sonst tappen Sie in die Falle.

Hier finden Sie einige Anregungen, die garantiert je nach Angststärke präventiv, zum Teil oder vollkommen ausschaltend wirken. Was Freunde und Familie betrifft, sollten Sie sich rechtzeitig absprechen. Erfahrungsgemäß machen alle mit, wenn Sie es zuvor ohne Ernstfall geübt haben, und meistens ist es sogar lustig, weil Sie selbst bei schlimmer Angst über sich lachen müssen.

Im akuten Notfall oder zur Prävention können Sie:

- rückwärts die Treppe hochgehen
- rausgehen auf einen Platz/ in einen Park/ in die Natur und rumlaufen oder sich in die Mitte setzen und atmen (maximaler Raum)
- reingehen in das kleinste Zimmer oder unter den Tisch / in die Ecke setzen, einrollen und atmen (maximales Schneckenhaus)
- nicht dominante Hand benutzen, z. B. beim Gemüseschneiden, Zähneputzen, Handyhalten
- hüpfen und mit den Armen wedeln
- auf den Boden legen, Beine in die Luft heben und strampeln
- kleine Tätigkeiten aufnehmen mit unmittelbarem, ordentlichem Ergebnis (putzen, Wäsche falten)
- heiß / kalt duschen
- sich fest umarmen lassen und gemeinsam atmen
- fremde Menschen nach der Uhrzeit fragen, sich in eine Plauderei verstricken
- singen, was man macht, oder Selbstgespräche (z. B. *„Lalala, ich habe Aaaaangst, deswegen*

bringe ich den Müll runter und es stiiinkt tralalaaa, ich spinne und bin total bescheuert, aber es hiiiiilft uuuuhlalalaaa")

- einen geliebten Menschen bitten, exakt das zu sagen, was man hören will *(„Papa, ich habe eine Panikattacke, bitte sag mir in deiner Gute-Nacht-Geschichte-Stimme, dass alles gut wird und mir nie was passiert, und sag es mir dreimal*")
- ins Kissen schreien, es schlagen, im Bett wippen und hüpfen
- Ellbogen ablecken
- kraftvoll „Ich sehe was, was du nicht siehst" spielen (zwingt zum Umlenken von Aufmerksamkeit)
- einen Freund bitten, sich Witze oder blödsinnige Fakten auszudenken
- sich kitzeln lassen
- Kopfstand, Handstand, Purzelbaum machen
- lächeln, grinsen, laut lachen, auch wenn es zuerst Grimassen oder künstliche Laute sind.

Tatsächlich ist Lachen die beste Medizin, selbst zunächst gekünsteltes. Forschungsergebnisse zeigen, dass darauf nach kurzer Zeit die echte hormonelle und emotionale Reaktion erfolgt. Sie tricksen Ihren Körper quasi aus, indem er denkt, er habe nicht mitbekommen, was abgeht, und schnell nachzieht, damit es keinem auffällt.

Menschen, die auf herzliche Weise lächeln, leben im Durchschnitt sieben Jahre länger als jene, die es nicht gewohnt sind, zu lächeln. Lächeln lässt Sie für andere attraktiver, erfolgreicher, jünger und liebenswerter erscheinen. Versuchen Sie es! Im schlimmsten Fall zeigen Sie einfach der Panik die Zähne, im besten Fall prusten Sie befreit.

Abschied

Kein Buch kann einen erfahrenen Yogalehrer ersetzen, der Ihre Bedürfnisse individuell berücksichtigt und Sie anleitet. Trotz der intensiven vielfältigen Wirkung der körperlichen Yogapraxis ist sie allein selten eine Alternative zur konventionellen Behandlung. Der unmittelbare, positive psychische Einfluss der Yogaübungen auf „normale" Angst wurde durch Studien bewiesen, die lindernde Wirkung bei Angststörungen auch. Aber Sie müssen Ihre Probleme auch psychisch aufarbeiten, um langfristig glücklich zu sein, es sei denn, Ihre Angststörung hat rein körperliche Ursachen. Westliche Medizin und Psychotherapie und yogische Spiritualität sind keine Widersprüche, sondern Ergänzungen. Dennoch gibt es seltener Yogalehrer, die zusätzlich qualifizierte ayurvedische oder psychologische Therapeuten oder Coaches sind. Oder andersherum gibt es wenige exzellente Therapeuten, die gleichermaßen spirituell oder philosophisch bewandert sind. Daher dürfen Sie ruhig einem Team aus vernünftiger, pharmazeutischer Unterstützung sowie einem „normalen" Yogalehrer und „westlichen" Therapeuten oder Coach vertrauen. Aber dennoch: Wenn Ihr Hausarzt oder Psychiater Ihnen ein Beruhigungsmittel gibt, spüren Sie Symptomlinderung. Wenn Ihr Verhaltenstherapeut eine Angststörung feststellt, haben Sie endlich eine Diagnose. Wenn Sie beim Familienaufstellen ein Ihnen unbekanntes Kriegstrauma Ihres verstorbenen Großvaters durchexerzieren, welches Ihre Mutter anschließend erstaunt verifizieren kann, hatten Sie eine ereignisreiche transpersonale Sitzung. Wenn Ihnen Ihre Reinkarnationstherapeutin erläutert, Ihre Angst vor Menschenmengen und Feuer stamme aus Ihrem Leben im Mittelalter, in dem Sie als Hexe verbrannt worden waren, ist das möglicherweise eine korrekte Beobachtung. Wenn Sie der Meinung sind, Ihr Seelenheil verlangt nach einem alten Mann im Pantherpelz, der Ihnen im Regenwald halluzinogenen Tee kredenzt, dann sollten Sie ihn aufsuchen. Alternativ gibt es sicher auch in Heimatwäldern kräuterkundige Exzentriker. Wenn Sie mit LSD, Tantra oder Kundalini-Yoga bewusstseinserweiternde Zustände bis zur Auflösung Ihrer Identität erleben, erweitern Sie Ihren Horizont.

Doch alle diese Dinge bedeuten kein ethisches, eigenverantwortliches, spirituelles Wachstum, das Sie nachhaltig glücklich macht oder von Fehlidentifikation befreit. Es sind energetische oder emotionale Erlebnisse oder hilfreiche Erklärungen oder Diagnosen. Es wird Sie weiterbringen, aber nicht Ihr Thema für Sie auflösen. Das kann kein Therapeut, kein Guru, kein Medikament und kein Tee für Sie erledigen. Ebenso wenig, wie Sie Ihren Körper beim Arzt oder Fitnesstrainer abgeben können, um ihn fit und sexy abzuholen, können Sie Ihre Psyche extern reparieren lassen. Das können nur Sie, gerne mit wirkstoffbasierter Hilfe und sachkundiger Anleitung; aber der Weg zu Unbeschwertheit und Zukunftsfreude führt über die konsequente, gezielte Auseinandersetzung mit Ihren belastenden Mentaldateien und deren selbstbestimmte Auflösung durch Sie selbst.

Selbsterkenntnis und Befreiung von unglücklichen Beziehungen oder Lebenssituationen, negativen Glaubenssätzen oder überwältigenden Erlebnissen sind schwierig und oft schmerzhaft. Jede Weiterentwicklung sprengt bestehende Strukturen. Manchmal macht Wachstum mehr Angst als die aktuelle Situation. Aber Stillstand schmerzt auf Dauer noch mehr. Sobald Sie erkennen, dass sich etwas ändern muss, wachsen Sie. Wenn Sie versuchen, diese Erkenntnis zu unterdrücken oder zu ignorieren, sprengen Sie sich irgendwann selbst. Also nur Mut! Andere haben es auch geschafft.

Vielen, vielen Dank für Ihre Aufmerksamkeit. Ich hoffe, Sie haben etwas Hilfreiches gefunden und Teile von sich neu oder besser verstanden. Nun dürfen Sie endlich mit Karo auf die Matte. Toben Sie sich aus! Ich wünsche Ihnen viel Spaß!

TEIL 5: YOGAPRAXIS MIT KARO

Herzlich willkommen zum praktischen Teil. Ich möchte dir hier Inspiration geben, wie du Entspannung, Meditation und Yoga-Flows in deinen Alltag einbauen kannst.

Affirmationen und Mantren zur Heilung

Das Wort Affirmation kommt aus dem Lateinischen und heißt übersetzt: Bejahung, Bestätigung.

Affirmationen sind einfache, klare, positiv formulierte Sätze oder auch nur einzelne Worte. Laut oder leise wiederholt ausgesprochen dienen sie dazu, das Bewusstsein mit neuen positiven Informationen zu versorgen. Ziel ist es, mit ihrer Hilfe Blockaden zu lösen, Störungen und hindernde Gedankenstrukturen zu entfernen und neue positive, befreiende und inspirierende Gedankenmuster zu schaffen. Affirmationen zählen zu jenen wirkungsvollen psychologischen Werkzeugen, die – ohne zusätzliche Hilfsmittel anwenden zu müssen – unsere Fähigkeit unterstützen, unser Denken und Verhalten systematischer und zielsicher zu steuern. Richtig angewandt können sie ein kraftvoller Motor sein im Hinblick darauf, sich besser zu fühlen und den Weg in Richtung Heilung zu ebnen.

Erzwungenes positives Denken bringt nichts, aber in schweren Zeiten können Affirmationen und Mantren (aus dem Sanskrit: heiliger Vers, heiliges Wort) den inneren Raum mit Erleichterung und neuer Leichtigkeit füllen.

Unser Geist ist so konditioniert, dass er sich in Krisensituation nur um das Problem dreht, und dadurch wird eine Abwärtsspirale in Gang gesetzt. Damit kreieren wir uns unser eigenes Drama. Probiere ganz spielerisch aus, was es mit dir macht, wenn du im Geist dir immer wieder das suggerierst, wonach du dich in diesem Moment sehnst. Und lasse die Worte in dir schwingen.

Nutze gerne nur einzelne Worte wie: Leichtigkeit, Freude, Heilung, Kraft, Klarheit, Frieden. Oder verpacke sie in einfache Affirmationen, zum Beispiel:

„Ich bin dankbar für mehr Leichtigkeit.“
„Ich öffne mich für mehr Freude.“
„Ich bin dankbar für die Heilung.“
„Friede in mir und um mich herum.“

Lasse das, was du dir aktuell wünschst, in Form von Worten in dir zirkulieren, richte dich immer wieder erneut darauf aus. Werde dir gewahr, sobald der Geist erneut in seine Dramen verfällt, und steuere zielgerichtet dagegen an.

Du kannst die Affirmationen auch mit in die Yogapraxis nehmen, indem du, während du Yoga übst, immer wieder das positive Kraftwort in dir schwingen lässt.

Im Grunde lässt sich alles als Affirmation formulieren – wichtig ist, dass es positiv ist, denn unser Unterbewusstsein kennt kein „Nicht“, also keine Verneinung. Dann wäre die richtige Affirmation zum Beispiel: „Ich öffne mich für mehr Leichtigkeit“ anstatt „Ich möchte mich nicht so verzweifelt fühlen“.

Unser Bewusstsein und Unterbewusstsein haben eine enorme Kraft. Sie täglich immer wieder aufs Neue zu nutzen und in die richtige Richtung zu steuern, ist ein kraftvoller Weg in eine freiere Zukunft.

Musik mit heilender Wirkung

Nada (Sanskrit: Klang) ist ein wunderbares Werkzeug, um totale Entspannung, Erleichterung und innere Ruhe zu finden.

Die Praxis des Nada-Yoga beruht auf dem jahrtausendealten Wissen über die Beschaffenheit und Wirkung von Klängen auf den Menschen und die gesamte Natur, insbesondere auf den feinstofflichen Körper. Klänge und Musik wurden im Ayurveda und von vielen indischen Meistern und Yogis als mächtiges Mittel zur Heilung geistiger, emotionaler und körperlicher Probleme gesehen. Sie dienen als Werkzeug der Befreiung, im Yoga Moksha genannt. Nada-Yoga ist der älteste Weg in der Yogatradition, um eben diese Erfahrung der Befreiung (Befreiung von Leid) zu machen.

Über den Klang gelingt es auch einem sehr unruhigen Geist, in die tiefe Versenkung, in den Raum von Niroda (Sanskrit: Raum der Stille, des Nicht-Denkens), einzutauchen.

Hierzu richtet man bewusst alle Sinne auf das Hören aus und öffnet sich dafür, ganz in den Klangteppich einzutauchen.

Welche Musik bei dir persönlich diese entspannende Wirkung erzeugt, gilt es herauszufinden. Ob gesungene Yoga-Mantren von Künstlern wie Deva Premal, Donna de Lory, Krishna Das oder Gesänge von Mönchs-Chören: Hier geht die Vielfalt ins Unendliche.

Es gibt Klangwelten auf einer bestimmten Hertz-Ebene, die bewusst kreiert wurden: Musik zur Tiefenentspannung, für besseren Schlaf, zur Meditation, zur Heilung etc. Das sind Klangteppiche, die direkt auf das Unterbewusstsein wirken, oft sind dies sehr sphärische Klänge. Dank YouTube haben wir heutzutage den Zugang zu dieser Vielfalt und können alles erkunden.

Finde deine persönliche Musik, die dich automatisch in eine ruhigere Stimmung versetzt. Und nutze diese Musik, lasse dich von ihr begleiten beim Spazierengehen, beim Meditieren, beim Entspannen und bei der Atempraxis oder auch, um besser in den Schlaf zu finden. Die „heilenden Klänge“ kann man auch gut während der Büroarbeit leise mitlaufen lassen; sie wirken entspannend und fokussierend zugleich.

Wenn du auf YouTube „432 Hz“ oder „639 Hz“ (Hertz: Schwingung/Frequenz) eingibst, kommen hierzu viele unterschiedliche Playlists im Bereich der Tiefenentspannung. Dieser Art von Musik wird eine besonders heilende Wirkung zugesprochen. Wissenschaftlich untermalt ist dies nicht, aber es ist in der Yogaszene sehr beliebt.

Hatha-Yoga: Gentle-Flow-Sequenz (Dauer: 30 Minuten)

Diese Sequenz erdet, zentriert und schenkt Selbstbewusstsein und Mut. Achte beim Praktizieren auf den tiefen gleichmäßigen Atemfluss. Der Atem fließt bewusst nur durch die Nase ein und aus und strömt in den Brustkorb. Halte dabei mit jedem Ausatmen den Unterbauch leicht unter Spannung (wobei du den Raum unterhalb des Bauchnabels leicht Richtung Wirbelsäule ziehst).

Gerne kannst du die Praxis mit einem sanften Ujjayi Pranayama verbinden, die „siegreiche Atmung“. Hierbei wird der Luftkanal im Hals ein wenig verengt, sodass ein sanftes Rauschen mit dem Ein- und Ausatmen entsteht. Wenn dir das Ujjayi Pranayama noch fremd ist, klammere es gerne aus und konzentriere dich auf eine weiche, harmonische Nasenatmung.

Du kannst diese Sequenz zu jeder Zeit am Tag üben.

Als Hilfsmittel nimmst du ein Kissen und evtl. einen Yogablock hinzu.

Wenn du möchtest, übe mit Musik; wähle dafür Musik, die auf dich beruhigend wirkt. Du kannst auch gerne in der Stille praktizieren.

Du kannst zu Beginn deiner Yogaposition eine innere Intention setzen, wie zum Beispiel: „Möge mich jeder Atemzug mehr und mehr zentrieren und mich ganz in meiner Mitte und innewohnenden Kraft ankommen lassen.“

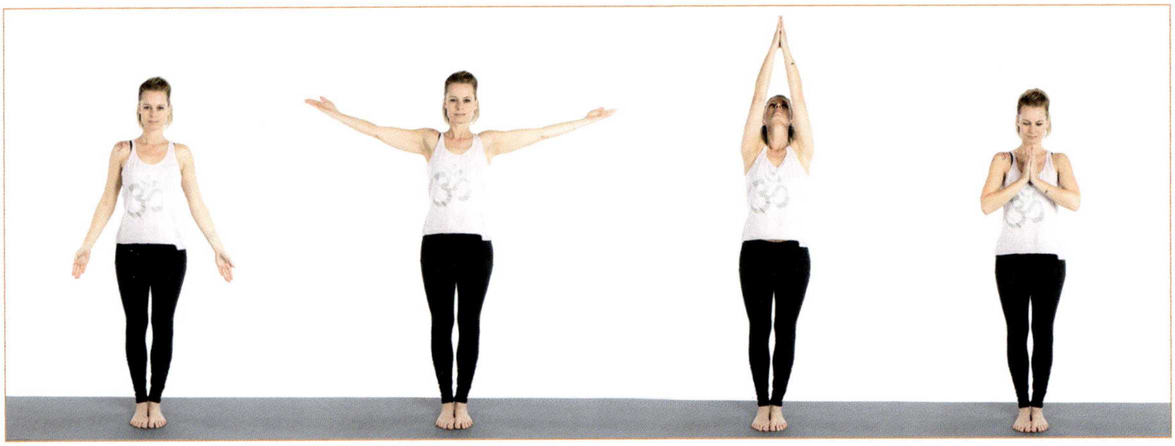

Berghaltung mit Kreisatmung

Die Berghaltung fördert das Gefühl von Erdung und Zentrierung.

Übungsbeschreibung:

- Finde in einen aufrechten Stand mit geschlossenen Füßen. Die Kopfkrone strebt nach oben, die Füße wollen sich bewusst erden. Hebe das Brustbein leicht an, der Blick geht zu einem Punkt vor dir zum Boden. Die Schultern sinken locker nach unten ins Gelenk. Entspanne dein Gesicht, deinen Kiefer und die Lippen. Nimm ein paar Atemzüge und komme bewusst in dieser Position an.
- Beginne mit der Kreisatmung, indem du mit dem Einatmen die Arme über die Seite nach oben führst. Am Ende der Einatmung treffen sich die Handinnenflächen über dem Kopf. Der Blick folgt der Bewegung nach oben.
- Mit der Ausatmung zentrierst du deine Hände vor dem Brustbein, der Blick geht zurück zum Boden.
- Wiederhole diesen Zyklus 3- bis 5-mal. Lasse Atem und Bewegung zu einer Einheit verschmelzen.

Die seitliche Dehnung

Hier dehnst du die seitlichen Flanken sanft auf. Dies fördert das Auflockern der seitlichen Bindegewebsstrukturen, sodass der Atem noch tiefer in den Brustkorb fließen kann.

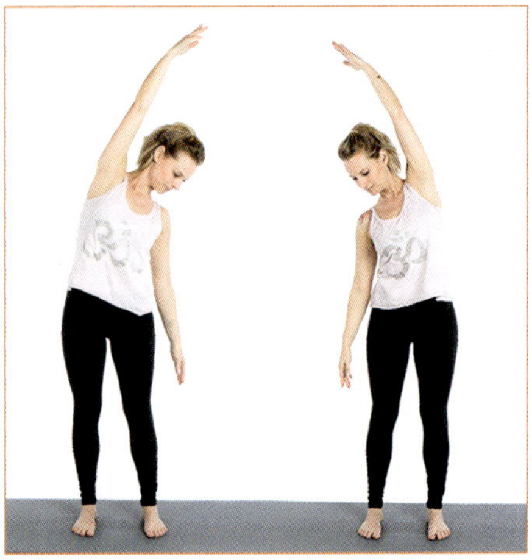

Übungsbeschreibung:

- Stelle deine Füße nun hüftbreit auf. Hebe einen Arm über die Seite über den Kopf und neige den Arm und den Oberkörper langsam über die Seite, bis du einen angenehmen Dehnimpuls wahrnimmst. Halte die Position für

3–5 Atemzüge und atme nun bewusst in den Bereich hinein, wo du die Dehnung fühlen kannst. Deine Füße bleiben gut geerdet. Achte darauf, dass die Schulter hierbei entspannt im Gelenk ruht. Der Blick geht zu einem Punkt am Boden. Übe dies zu beiden Seiten. Das Ganze in einer zweiten Runde wiederholen.

Berghaltung – Blitz – Vorwärtsbeuge

Dieser kleine Übungszirkel baut die Kraft im Bauchraum auf und stabilisiert die Beine und den Rücken. Achte wieder darauf, dass deine Füße sich gut erden und du mit jedem Ausatmen bewusst den Bauch anspannst, indem du den Bereich unterhalb des Bauchnabels Richtung Wirbelsäule ziehst.

Übungsbeschreibung:

- Beginne in der aufrechten Berghaltung, die Füße sind hüftbreit platziert. Nimm ein paar Atemzüge, wobei du den Blick wieder konzentriert an einem Punkt am Boden hältst.
- Mit der nächsten Ausatmung schiebe den Po nach hinten unten, als wolltest du dich auf eine Bank setzen. Bringe dein Gewicht auf die Fersen und achte darauf, dass deine Knie nicht über die Fußspitze hinausschieben. Der Bauch ist fest und der Rücken lang.
- Strecke die Arme auf Körperlinie nach oben, wobei die Schultern weich im Gelenk bleiben. Du kannst die Hände auch auf Höhe des Brustkorbs zusammenbringen, diese Version ist leichter.
- Halte dies für 3–5 Atemzüge und tauche dann mit dem Ausatmen in die Vorwärtsbeuge nach unten ein. Hier nimmst du die Spannung aus dem Rücken, die Wirbelsäule beugt sich. Kopf und Nacken lassen los. Der ganze Oberkörper entspannt sich hier, während die Beine gut geerdet bleiben. Die Knie bleiben leicht gebeugt. Nimm dir gerne den Block als Hilfsmittel hinzu.
- In der Vorwärtsbeuge für 5 Atemzüge bleiben.
- Beuge nun die Knie noch ein Stück mehr und strecke den Rücken. Dieser lange Rücken bringt dich mit viel Bauchkraft zurück nach oben in den aufrechten Stand.
- Übe diesen kleinen Zyklus für 3 Wiederholungen. Lasse dir Zeit bei jeder Ausführung, halte immer jede Position für 3–5 Atemzüge.

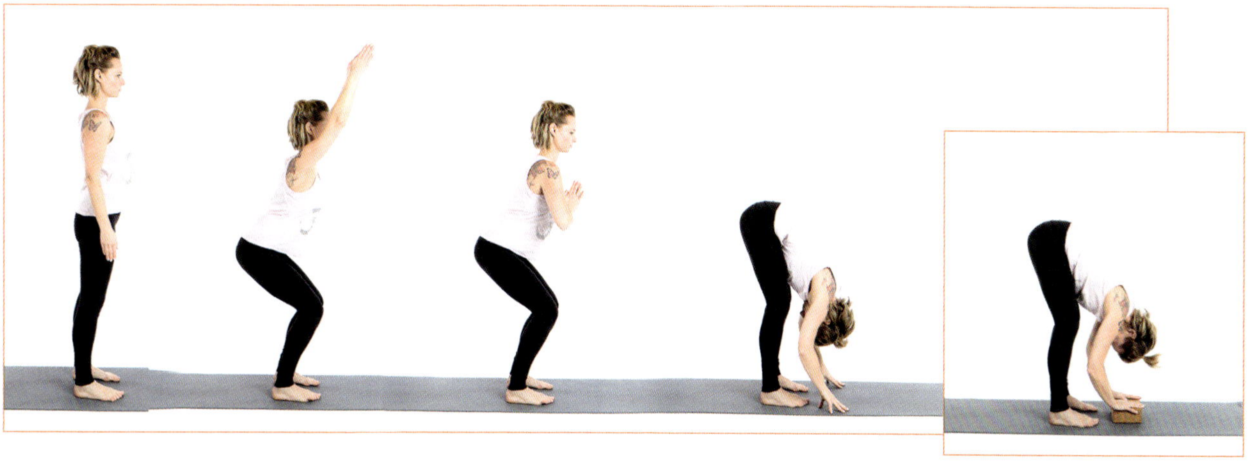

Vorbeuge – Ausfallschritt – Krieger 1-Variation

Der Ausfallschritt und der Krieger 1 dehnen den Hüftbeuger, der oft zur Verspannung neigt. Insbesondere der Krieger 1 steht für Zentrierung, Mut und innere Stärke. Achte beim Üben auf einen gleichmäßigen Atemfluss und den zentrierten Blick.

Übungsbeschreibung:
Setze aus der Vorwärtsbeuge ein Bein im großen Ausfallschritt nach hinten. Beuge das vordere Knie in den 90-Grad-Winkel und achte darauf, dass die Fußspitze nicht über die Zehen neigt. Bringe das hintere Knie zum Boden. Gehe nur so weit in die Dehnung, wie es sich stimmig anfühlt. Richte den Oberkörper gerade auf. Die Arme bleiben an der Hüfte gestützt oder werden über den Kopf gestreckt, wobei die Schultern weich im Gelenk bleiben. Der Brustkorb hebt leicht nach oben an, sodass sich der Bauchraum mehr streckt. Halte auch hier wieder leichte Bauchspannung. Bleibe in der Position für 3–5 Atemzüge. Dann finde zurück in die Vorwärtsbeuge, die du für 3–5 Atemzüge hältst. Von hier aus setze nun das andere Bein zurück, wiederhole die Übungsabfolge hier. Du kannst diesen Übungszirkel 2-mal wiederholen.

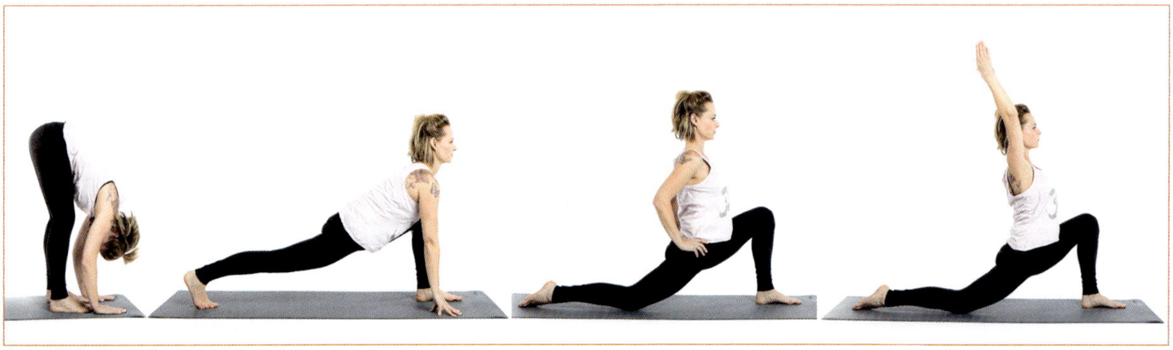

Weite Grätsche – Krieger 2-seitlicher Winkel – breite Vorwärtsbeuge

Diese kleine Sequenz öffnet sanft den Hüftraum, stärkt die Beine und fördert weiterhin Mut, innere Kraft und Stärke. Achte beim Ausführen darauf, dass du im gesamten Körper Kraft aufbaust, habe Körperspannung bis in die Fingerspitzen. Fühle dich beim Praktizieren anmutig und stolz. Das fördert die richtige Ausführung. Achte darauf, dass du die Gelenke nicht überstreckst.

Übungsbeschreibung:

- Finde in die Grätsche, in den weiten Stand. Du stehst weit genug, wenn du bei auf Schulterhöhe aufgespannten Armen die Füße auf Höhe der Handflächen platziert hast.

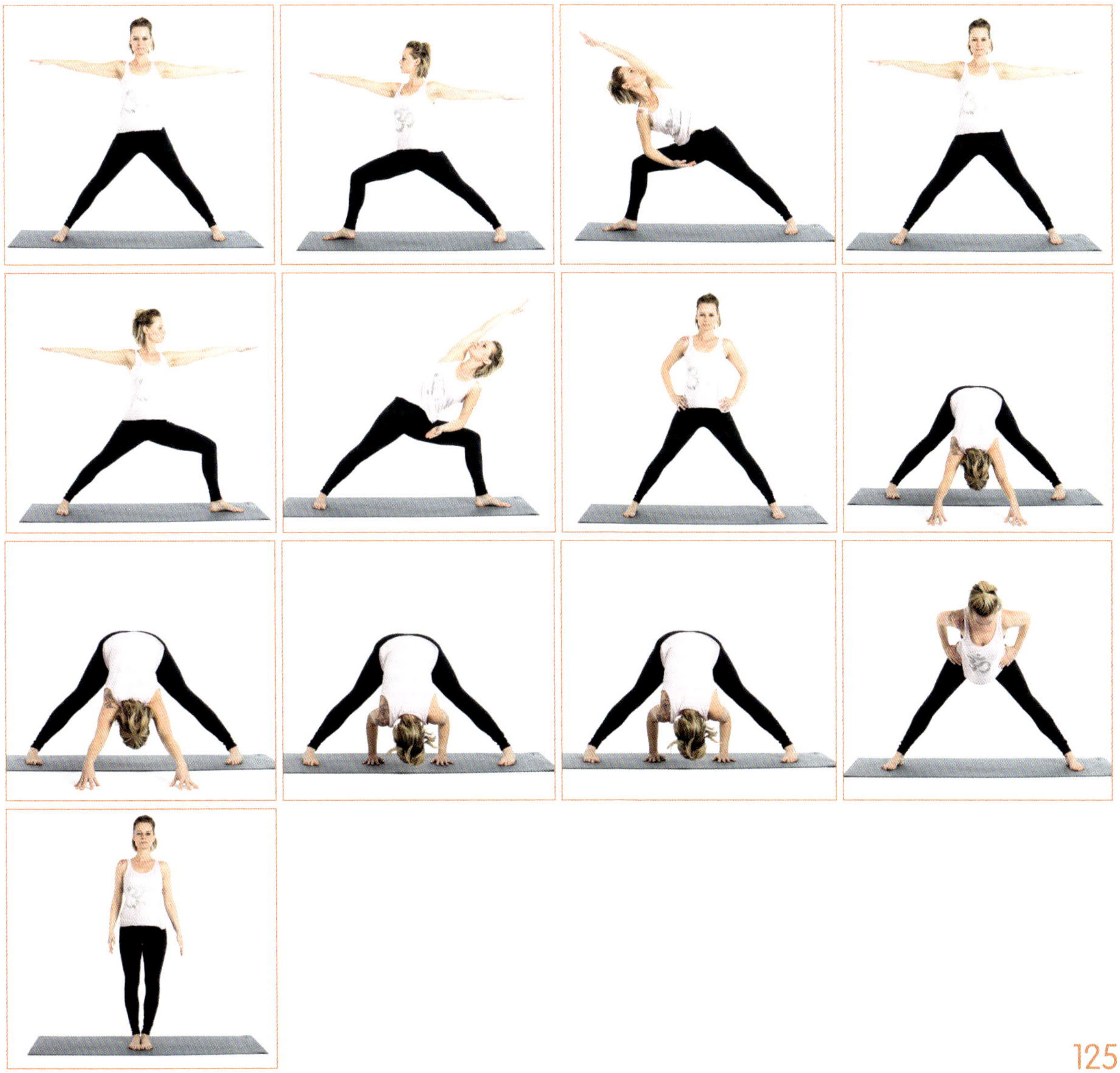

- Für den Krieger 2 setze den rechten Fuß im 90-Grad-Winkel Richtung kurzer Mattenseite und beuge das rechte Knie, bis Fußgelenk und Kniegelenk übereinanderstehen. Der hintere Fuß dreht leicht ein, die Außenkante des Fußes bleibt gut geerdet und das Bein gestreckt. Öffne die Hüfte noch mehr, indem du das Schambein (unterhalb des Bauchnabels) leicht nach oben ziehst und so das Becken mehr aufrichtest. Das vordere Knie strebt in Richtung zweiter Zeh. Achte darauf, dass das vordere Knie nicht nach innen kippt, sondern nach vorne strebt.
- Strecke die Arme auf Linie der Schultern, wobei die Schultern weich im Gelenk bleiben. Strecke die Arme und Hände bis in die Fingerspitzen. Der Blick geht über die vordere Hand. Der Oberkörper bleibt gestreckt und der Herzraum weit. Bleibe im Krieger 2 für 5 Atemzüge, bevor du eintauchst in den seitlichen Winkel. Die Beinposition bleibt gleich, nur der Oberkörper neigt sich zur Seite, wobei der vordere Unterarm auf dem Oberschenkel abgelegt wird. Der hintere Arm streckt über die Seite Richtung Kopf in die Flankendehnung. Achte darauf, dass die Schulter im Gelenk bleibt und nicht Richtung Ohr zieht.
- Der Blick geht am Arm vorbei hoch zur Decke. Bleibe hier und atme für 5 bewusste Atemzüge. Finde nun zurück in die weite Grätsche und übe diese zwei Positionen zur linken Seite. Lasse dir Zeit bei der detaillierten Ausrichtung, fühle den gesamten Körper bewusst und nimm die Stellung der Gelenke aufmerksam wahr. Dann finde aus der Grätsche in die breite Vorwärtsbeuge. Tauche langsam Richtung Erde mit einem langen Rücken und festen Bauch. Setze die Hände zum Boden ab und strecke zunächst die Arme weit nach vorne, sodass sich der gesamte Oberkörper streckt. Die Fingerspitzen setzen hierbei wie kleine Zelte am Boden auf. Fühle die Länge und strecke den Brustkorb noch ein wenig mehr Richtung Erde. Kopf und Nacken bleiben in Verlängerung der Wirbelsäule. Die Beine sind kraftvoll gestreckt, allerdings nicht überstreckt. Die Füße sind parallel zueinander ausgerichtet, wobei der Vorderfuß leicht nach innen zeigt. Bleibe in dieser Stellung für 5 Atemzüge und konzentriere dich ganz auf das angenehme Aufspannen des gesamten Oberkörpers. Dann setze für die zweite Vorwärtsbeuge die Hände auf die Linie der Füße, wobei die Ellbogen im rechten Winkel ausgerichtet sind. Die Wirbelsäule beugt sich, der Nacken entspannt. Lasse den Oberkörper bewusst los, gib Spannung ab, wobei der Unterbauch aber leichte Kraft hält. Löse das Kiefergelenk, falls es unter Anspannung steht. Bleibe hier für 5–8 Atemzüge, bevor du über einen gestreckten Rücken und viel Bauchkraft mit Händen in der Hüfte wieder langsam nach oben zum Stehen findest.

Der Baum

Der Baum als Balanceübung fördert die Konzentration und die innere Ausgeglichenheit. Achte darauf, dass du deinen Blick sehr konzentriert an einem Punkt am Boden hältst. Das hilft dir, die Balance zu finden und zu halten. Der Atem fließt ruhig und gleichmäßig.

Übungsbeschreibung:

- Finde aus dem aufrechten Stand in die Berghaltung, indem du ein Knie nach oben ziehst, das Bein in die Außenrotation bringst und den Fuß an der Innenseite des Standbeines platzierst. Das Standbein bleibt kraftvoll geerdet, wobei das Knie gestreckt, aber nicht überstreckt wird. Das Knie des angewinkelten Beines strebt nach außen und unten. Die Hüfte ist weit, der Oberkörper gestreckt. Die Hände vor dem Brustbein zusammenbringen.
- Als einfachere Variante kannst du den Fuß auf einem Block absetzen.
- Übe den Baum auf beiden Seiten und halte ihn jeweils für 5–10 Atemzüge.
- Falls der Baum schwer umsetzbar ist, nutze die einfache Kniebalance (letztes Bild) als Alternative. Hier halten beide Hände unterhalb der Kniescheibe das Bein in der Balance.

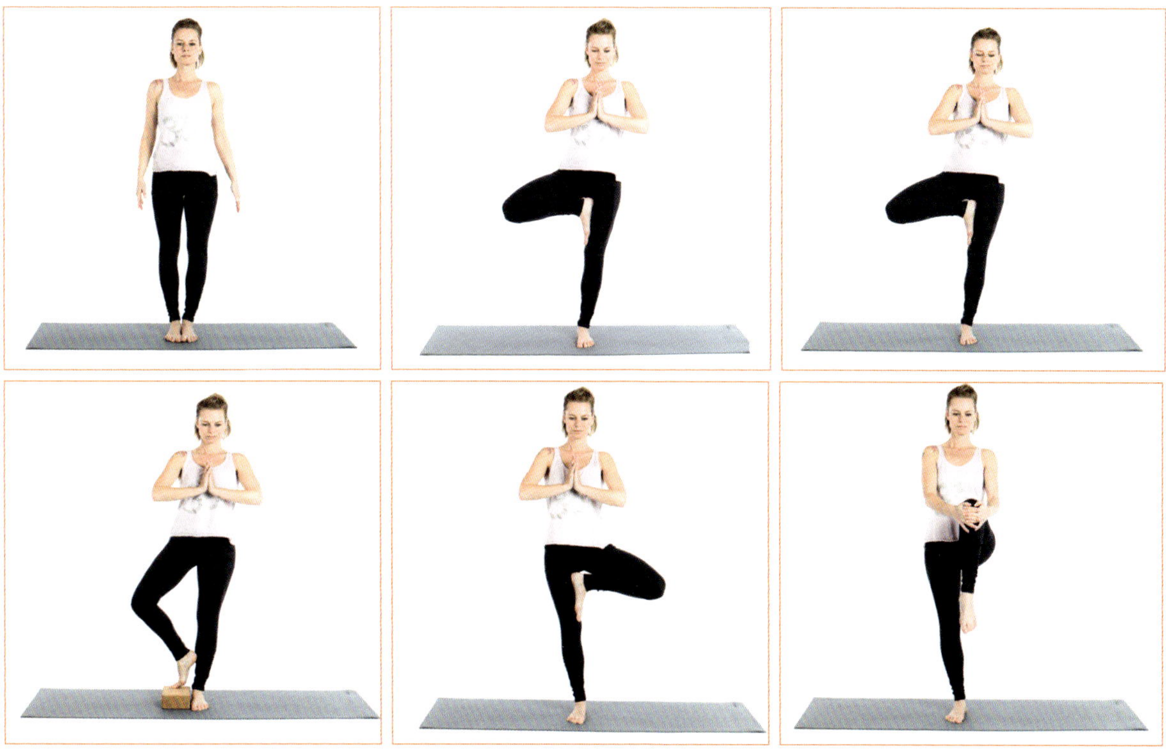

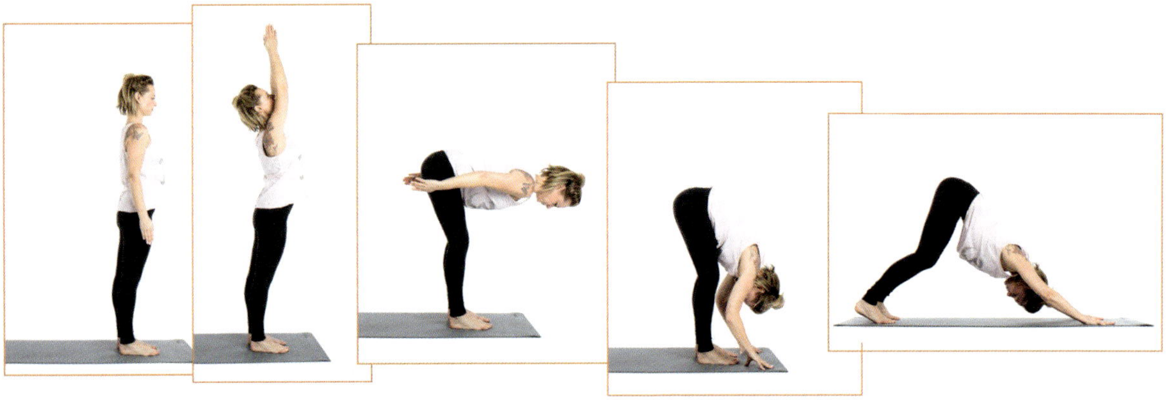

Übergang zum Boden: Berghaltung – Vorwärtsbeuge – herabschauender Hund – Vierfußstand

Finde aus dem Stand über die Vorwärtsbeuge in den herabschauenden Hund. Der Hund erdet Füße und Hände gleichermaßen und hat daher ebenfalls eine zentrierende und beruhigende Wirkung auf Körper und Geist.

Übungsbeschreibung:

- Finde aus der aufrechten Berghaltung mit geradem Rücken nach unten in die Vorwärtsbeuge. Bleibe hier für einige Atemzüge, bevor du nacheinander beide Beine zurückstellst, um in den herabschauenden Hund zu finden. Achte im Hund darauf, dass die Sitzbeinhöcker nach oben Richtung Decke streben und Hände und Füße gleichermaßen in den Boden schieben mit gleichmäßig verteiltem Gewicht. Der Nacken bleibt in Verlängerung der Wirbelsäule, der Rücken streckt sich in seine ganze Länge. Lasse die Knie gebeugt und sei mit deiner ganzen Aufmerksamkeit bei deiner Atmung. Bleibe hier für 5–7 Atemzüge. Dann setze die Knie zum Boden ab und finde in den Vierfußstand. Hier achte auf die Symmetrie im Körper, dass die Hände direkt unter den Schultern stehen und die Knie unter dem Hüftgelenk. Auch hier ist das Gewicht gleichmäßig verteilt.

Übungspraxis am Boden

Der sitzende Held

Der sitzende Held gilt als meditativ wirkende Yogastellung und wird daher auch gerne in der Meditations- und Pranayama-Praxis als Sitzhaltung gewählt. Er dehnt die Vorderseite der Beine.

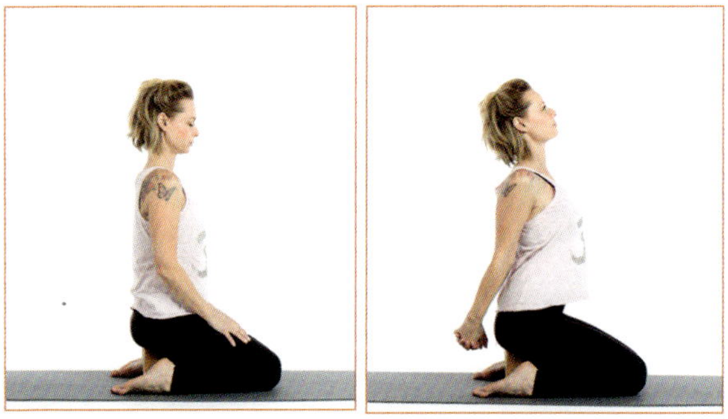

Übungsbeschreibung:

Setze dich aus dem Vierfußstand zurück, gerne auf einen Block oder ein Kissen. Die Knie streben zueinander, der Oberkörper bleibt aufrecht und gestreckt. Die Hände ruhen auf den Oberschenkeln. Schließe die Augen und verweile hier für 5–7 Atemzüge. Dann nimm die Hände hinter dem Körper im Flechtgriff zusammen und strecke den Brustkorb nach oben, sodass du in eine sanfte Rückwärtsbeuge findest. Der Blick richtet sich hoch zur Decke. Halte hierbei wieder leichte Spannung im Unterbauch und atme für 3–5 Atemzüge in dieser Stellung, bevor du die Hände wieder löst und in die Ausgangsstellung zurückfindest.

Stocksitz – einbeinige Vorwärtsbeuge – Drehsitz

Der Stocksitz als klassische Ausgangsposition für sitzende Asanas ist eine kraftvolle Position, in der der gesamte Körper gestreckt wird. Hingegen gehört die einbeinige sitzende Vorwärtsbeuge zu der Kategorie der Asanas, die sehr beruhigend wirken.

Vorwärtsbeugen stehen für die Qualität der Hingabe, der Annahme und Akzeptanz. Der Drehsitz wirkt ausgleichend und steht für eine innere offene Haltung.

Übungsbeschreibung:

- Für den Stocksitz finde zum Sitzen und strecke die Beine so weit, wie es geht, nach vorne aus, wobei die Füße geflext werden, also zum Körper hingezogen. Der Oberkörper strebt in seine ganze Länge und Aufrichtung. Die Hände stützen zum Boden. Der konzentrierte Blick geht über die Fußspitze. Halte hierbei leichte Spannung im unteren Bauch. Der Atem fließt frei im Brustkorb. Bleibe hier für 5 Atemzüge.
- Dann ziehe das rechte Knie zu dir heran und bringe es in die Außenrotation. Der rechte Fuß schiebt nun zum linken Oberschenkel. Beuge dich mit entspannt gerundeter Wirbelsäule nach vorne, wobei du die Idee der Länge nach vorne nicht verlierst. Die Hände stützen seitlich zum Boden oder fassen den Fuß. Lasse mit jedem langen Ausatmen hier mehr los, so, als wolltest du mit dem Oberkörper über das Bein „schmelzen". Kopf und Nacken sind entspannt. Du kannst hier gerne die Augen schließen, das bringt dich noch mehr ins Fühlen und Wahrnehmen. Bleibe hier für 5–8 Atemzüge. Richte den Oberkörper dann wieder auf. Stelle das rechte Knie an und strecke dich noch ein wenig mehr, bevor du dich mit dem Ausatmen zum aufgestellten Knie drehst. Der linke Arm umfasst hierbei das aufgestellte Knie, die rechte Hand stützt hinter dem Körper am Boden. Beide Sitzbeinhöcker bleiben gleichmäßig geerdet.

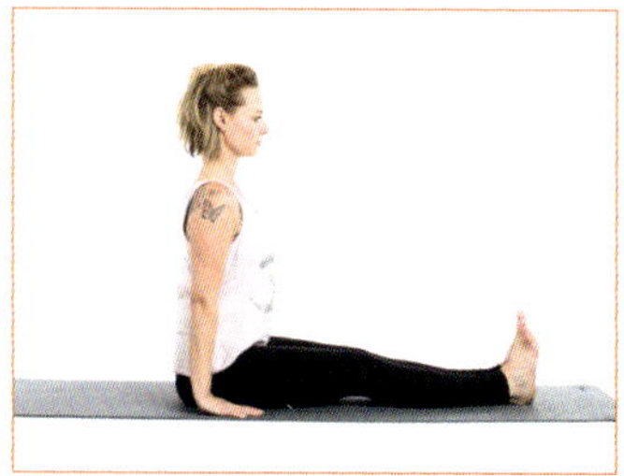

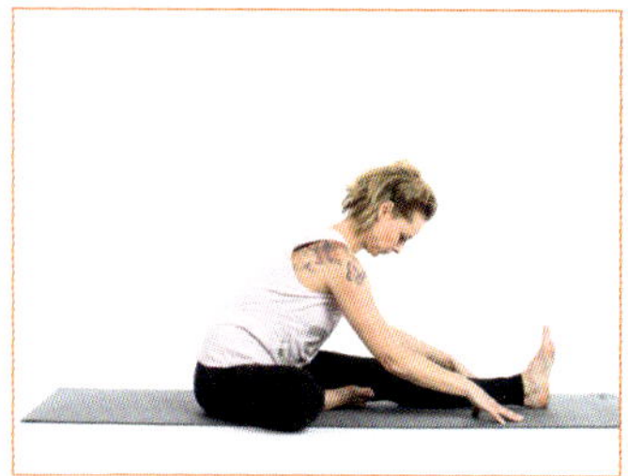

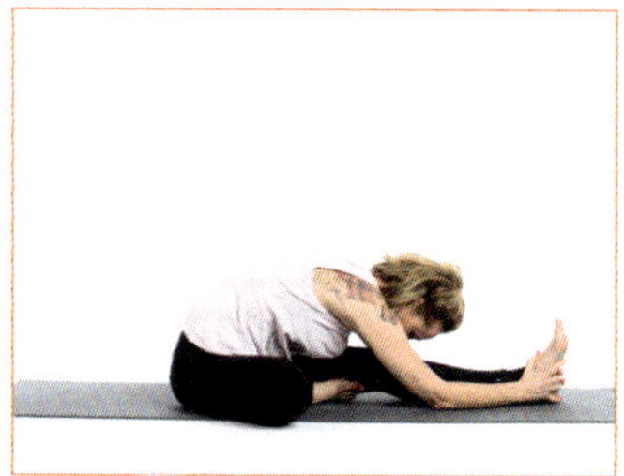

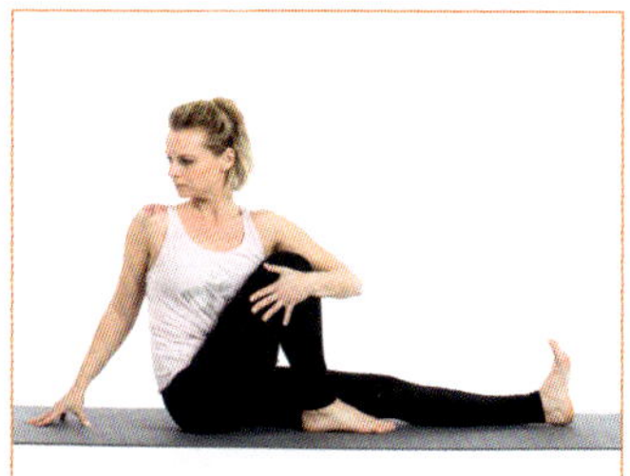

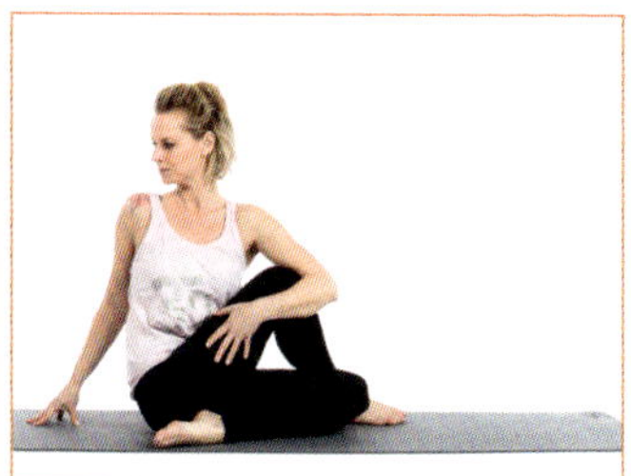

- Richte den Blick zum Boden. Das vordere Bein kann gestreckt bleiben oder angewinkelt werden. Bleibe hier für 5 Atemzüge.
- Finde nun aus der Drehung heraus und in den Stocksitz zurück. Praktiziere jetzt diesen kleinen Übungszyklus auf der linken Seite.

Die unterstützte Fischposition – der unterstützte Schulterstand

Bei dieser Übungsabfolge nutzen wir ein Kissen als Hilfsmittel, damit die Positionen eine tief entspannende Wirkung offenbaren können. Der unterstützte Fisch ist eine sanfte Herzöffnung, die den Brustkorb weitet und die Herzqualität von Güte, Mitgefühl, Kreativität und Dankbarkeit fördert. Der unterstützte Schulterstand hat eine tief entspannende Wirkung auf das zentrale Nervensystem und somit auf den gesamten Körper und Geist. Er wirkt sehr beruhigend.

Übungsbeschreibung:

- Für den unterstützten Fisch lege ein flaches Kissen oder eine gefaltete Decke unter die Schulterblätter, sodass die Halswirbelsäule frei sein kann. Der Kopf liegt ohne Druck entspannt am Boden auf. Die Beine bleiben aufgestellt. Schließe gerne die Augen, entspanne das Kiefergelenk und atme tief in den Brustkorb. Lasse dich mit jedem Ausatmen noch mehr in die Position hineinsinken und gib alle Spannung mehr und mehr ab. Bleibe hier für 5–8 Atemzüge. Um sicher aus der Position hinauszufinden, hebe erst den Kopf, ziehe ein Knie zu dir heran, halte dich daran fest und finde mit Bauchspannung in den Sitz. Nimm das Kissen zur Seite und lege dich wieder in Rückenlage. Nun bringe das Kissen unter das Gesäß. Finde in den Schulterstand. Die Beine sind leicht Richtung Oberkörper geneigt. Finde eine Position, in der die Beine frei schweben können, ohne aktiv zu halten. Entspanne die Beine bis in die Fußspitzen hinein. Schließe auch hier gerne die Augen und bleibe für 10–15 Atemzüge.

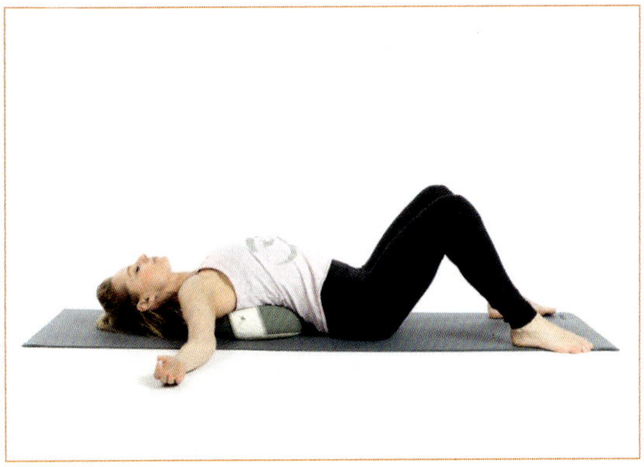

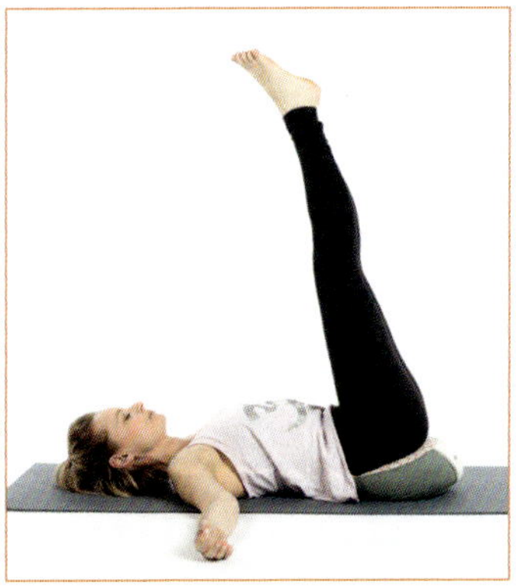

Shavasana – die Entspannung

Wir nennen Shavasana die „heiligen 8–10 Minuten". Denn hier haben Körper und Geist die Möglichkeit, vollkommen tief zu entspannen und zu regenerieren. Das zentrale Nervensystem verarbeitet alle Informationen der Yogapraxis, wir kommen im Gehirn in den Alpha-Zustand, wodurch das gesamte System in eine Einheit findet.

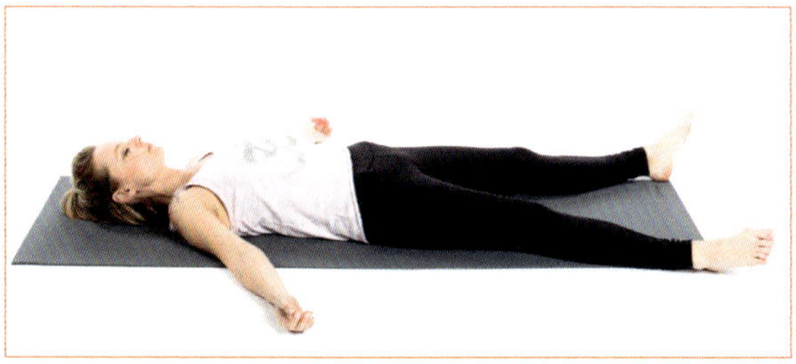

Übungsbeschreibung:

- Du liegst entspannt in Rückenlage, die Beine sind mattenweit geöffnet, die Arme aufgefächert auf Schulterhöhe. Falls die Rückenlage für dich nicht entspannend ist, kannst du dich auch gerne auf die Seite kuscheln oder in Bauchlage finden. Finde die für dich richtige Position, um tief zu entspannen. Lasse den Atem frei fließen.
- Konzentriere dich mit dem Einatmen auf dein 3. Auge, den Punkt zwischen den Augenbrauen. Und mit dem bewusst langen Ausatmen lässt du dich immer tiefer und schwerer in die Matte sinken. Sage dir mit jedem Einatmen innerlich: „los", und mit jedem Ausatmen „lassen".
- LOS – LASSEN. Lasse das Wort wie ein Mantra in dir schwingen. All deine Aufmerksamkeit liegt beim Atmen, Loslassen, Hingeben.
- Für noch mehr Tiefe empfehlen wir hier Trance- und/oder Meditationsmusik (bei YouTube findest du sehr viel Auswahl).
- Genieße und entspanne mit allen Sinnen.
- Und: Auch das Entspannen will gelernt sein. Sei nicht enttäuscht, wenn es nicht auf Anhieb gelingt und der Geist unruhig ist. Übe dich darin und du wirst sehen, dass es von Mal zu Mal besser geht.

Restorative Yoga

Dies ist eine sehr sanfte und tief entspannende Sequenz, die entschleunigt, Geborgenheit und neue innere Ruhe schenkt. Der Fokus liegt auf sanften Dehnungen und der Entspannung des ganzen Körpers. Durch das achtsame Wahrnehmen deines Atems kommen die Gedanken mehr und mehr zur Ruhe, sodass ein inneres Aufatmen entsteht.

Wir wollen im restorativen Yoga ganz in den Raum der Entspannung eintauchen, die Dehnungen sollen nur minimal zu fühlen sein. Die vielen Hilfsmittel helfen dir dabei, den Körper so zu unterfüttern, dass du dich in jeder Position wohl und entspannt fühlst. Die Positionen werden für 10–15 Minuten gehalten.

Wenn du restoratives Yoga praktizierst, stelle dir am besten nach der gewünschten Zeit einen Wecker bzw. nutze eine App mit Timer, die mit einem Gong reagiert; das ist entspannter als ein Weckruf. Wähle eine Musik, die dich entspannt und trägt (Yoga- und Meditationsmusik, sphärische Klänge, sanftes Chill-out etc.).

- **Hilfsmittel: 3 Kissen, eine gefaltete Decke**

Einstimmung

Aufrecht zu sitzen erdet dich und lässt die Wirbelsäule frei schwingen.

Körpersymmetrie entsteht, was gleichzeitig den Geist zentriert.

Übungsbeschreibung:

- Setze dich ganz bequem auf 1–2 Kissen in einen Schneidersitz. Unterfüttere auch gerne die Knie. Richte dein Becken auf und hebe das Brustbein leicht zur Decke, sodass der Rücken gerade wird. Deine Hände ruhen auf deinen Knien.

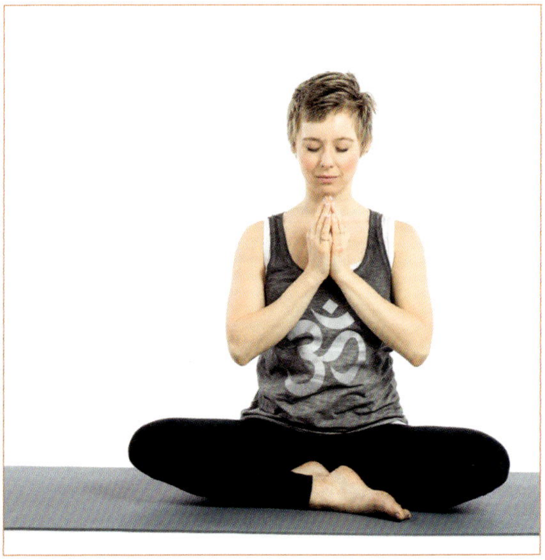

- Schließe die Augen, spüre den Kontakt mit der Erde und das gleichzeitige Streben der Kopfkrone hoch zur Decke. Nimm deinen Atem wahr und schenke ihm all deine Aufmerksamkeit. Lass dabei das Ausatmen bewusst länger sein als das Einatmen.

- Lasse den Atem ungezwungen und frei fließen. Konzentriere dich mit dem Einatmen auf die Kopfkrone und mit dem Ausatmen auf die Sitzbeinhöcker. Den Atem so durch den Körper zu lenken zentriert und beruhigt. Verweile hier für 15–20 Atemzüge oder auch gerne noch länger, so wie es dir guttut.

Position des Kindes auf dem Kissen

Wendest du der Welt deine Körperrückseite und der Erde deine Vorderseite zu, entsteht ein Gefühl von Geborgenheit und Beschütztsein. Der Körper umarmt symbolisch das Herz.

Übungsbeschreibung:

- Öffne die Knie mattenweit, die großen Zehen streben zueinander. Packe 2–3 Kissen vor dich und lege dich mit dem Oberkörper so bequem wie möglich ab. Du fühlst sanfte Dehnung in der Oberschenkelvorderseite und der Beininnenseite. Wenn du so nicht bequem genug liegst, lege dir noch ein Kissen zwischen Gesäß und Waden.
- Atme gefühlt in den unteren Rücken, um hier mögliche Verspannungen zu lösen. Oder atme gefühlt über die Schulterblätter ein und über den vorderen Herzraum aus, wobei der Ausatem sich mehr und mehr ausdehnt und verlängert.

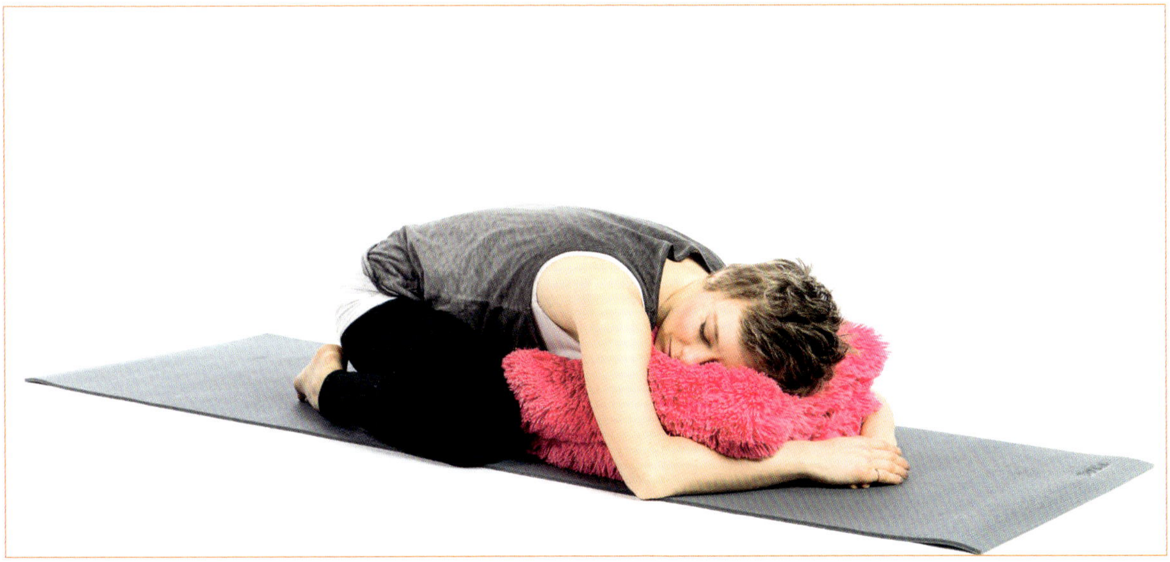

Herz- und Hüftöffnung im Liegen

Hier werden Herz- und Hüftraum sanft geöffnet, was Spannungen und Druck aus den Bereichen holt. Im Geist entsteht Raum, Klarheit und Weite. Yogisch gesehen steht die Hüftöffnung für das Lösen angestauter Emotionen.

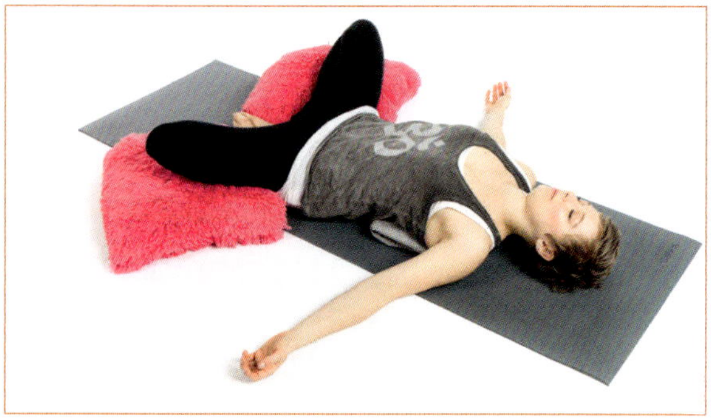

Übungsbeschreibung:

- Lege dich mit den Schulterblättern auf eine gefaltete Decke und bringe die Fußsohlen zueinander. Unterfüttere die Knie mit je 1–2 Kissen, sodass du einen sanften und minimalen Dehnimpuls in der Innenseite der Oberschenkel fühlst und eine wohlige Dehnung im Brustkorb wahrnimmst.
- Atme in den Herzraum ein und schicke den Atem mit dem Ausatmen nach unten in den Becken- und Hüftraum. Lasse das Ausatmen wieder länger werden.

Seitlicher Stretch

Rotationen halten die Wirbelsäule beweglich. Sie stehen für innere und äußere Flexibilität. Weiterhin werden die seitlichen Atemräume geweitet, sodass der Atem wieder freier fließen kann.

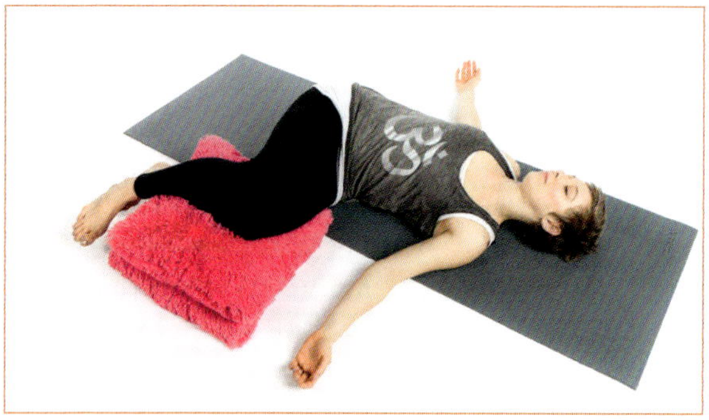

Übungsbeschreibung:

- Aus der Rückenlage legst du die gebeugten Beine auf Hüfthöhe seitlich auf 1–2 Kissen. Du kannst dir auch gerne zusätzlich ein Kissen unter den Kopf schieben, um noch bequemer zu liegen. Die Arme ruhen seitlich am Körper. Lasse den Atem in die Rippenbögen und dann in den Bauchraum strömen.
- Beginne mit der linken Seite und wechsle dann zur rechten Seite.

Vorwärtsbeuge

Vorbeugen symbolisieren Hingabe, Akzeptanz, Demut und Dankbarkeit. Ein Loslassen auf allen Ebenen entsteht.

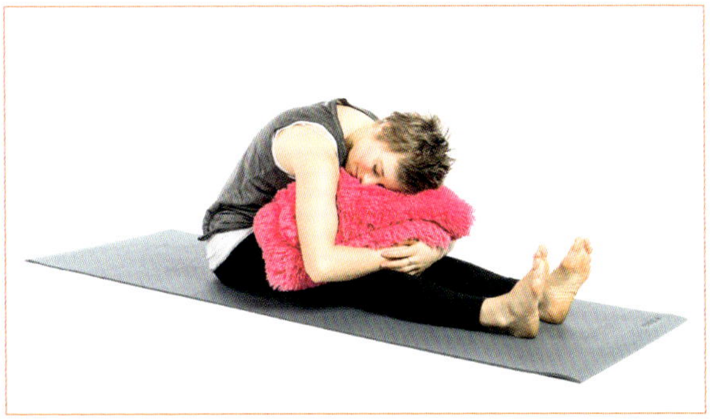

Übungsbeschreibung:

- Lege dir 2–3 Kissen auf die ausgestreckten Beine und lasse dich mit runder Wirbelsäule sanft auf die Kissen sinken. Der Kopf legt seitlich ab. Die Arme kuscheln sich in die Kissen. Falls dies nicht bequem ist, setze dich zusätzlich noch auf ein Kissen oder lege dir gerollte Decken oder Handtücher unter die Kniekehlen, das nimmt den Zug aus der Beinrückseite.
- Lasse auch in Kopf und Nacken die Spannung los. Lasse den Oberkörper mit jedem Ausatmen noch weicher ins Kissen sinken. Atme gefühlt über die Schulterblätter ein und über den vorderen Herzraum aus.

Stabile Seitenlage

Diese Position schafft ein Gefühl von Geborgenheit: Du fühlst dich von der Erde getragen und gehalten.

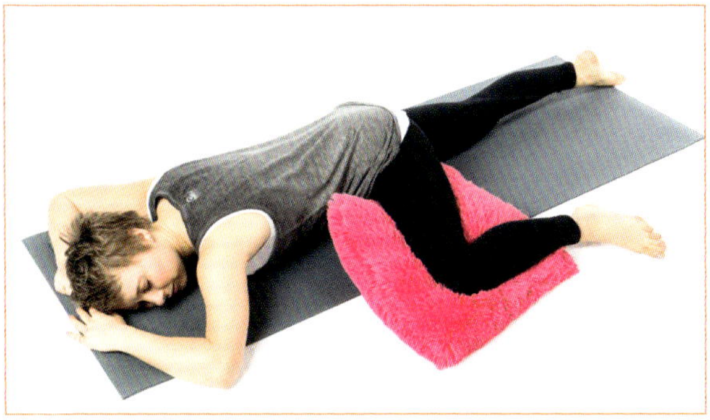

Übungsbeschreibung

- Beuge das linke Bein an und platziere es auf einem Kissen. Lege den Kopf zur gleichen Seite ab. Du kannst auch gerne zusätzlich unter dem Kopf ein Kissen platzieren, falls dies noch bequemer für dich ist. Lasse dich mit jedem Ausatmen noch tiefer in die Erde sinken. Atme gefühlt in den unteren Rücken und ins Becken. Wechsle dann zur rechten Seite.

Der unterstützte kleine Schulterstand

Passive Umkehrhaltungen wie diese entlasten die Beinvenen und wirken beruhigend und entspannend auf das zentrale Nervensystem. Der Parasympathikus wird aktiv, der Geist kommt deutlich zur Ruhe.

Übungsbeschreibung

- Platziere 1 oder 2 Kissen unter dem Gesäß und strecke die Beine nach oben aus. Die Beine neigen im leichten Winkel zu dir. Finde den passenden Winkel, sodass auch die Beine vollkommen loslassen können. Lege die Arme seitlich ab oder platziere die Hände auf dem Unterbauch. Atme in die Hände ein und aus.

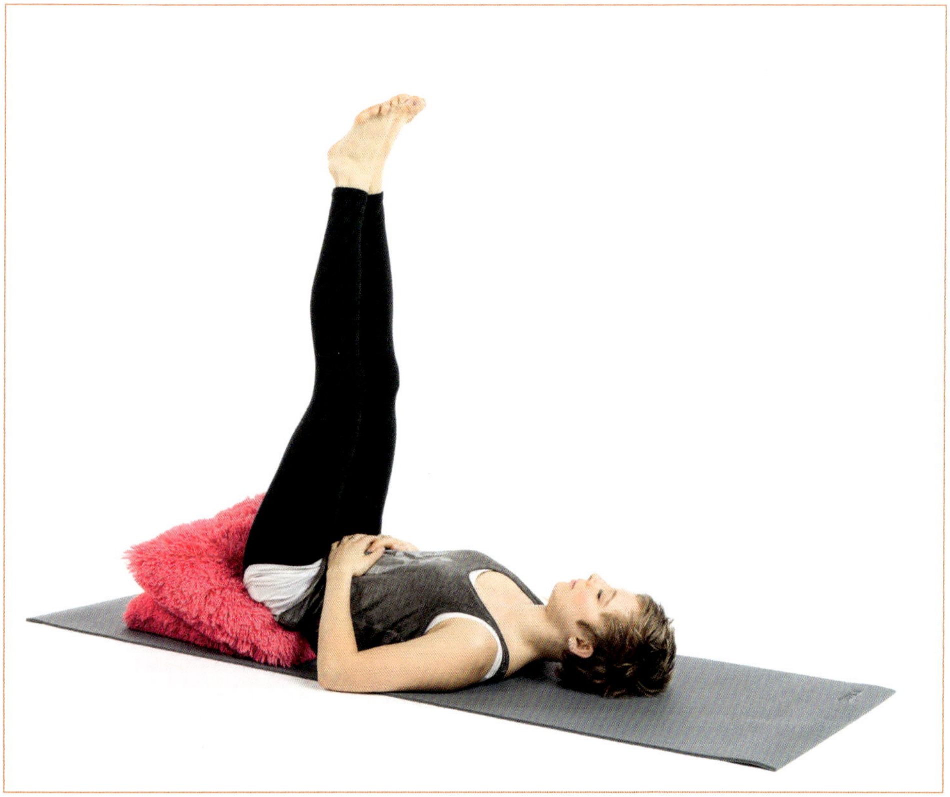

Beruhigendes Päckchen

Dies ist eine mögliche SOS-Position bei Angst- und Panikschüben. Der Druck auf die Stirn beruhigt. Der Druck kann durch eine gefaltete Decke oder Handtuch erzeugt werden oder durch das Auflegen des Unterarms. Übe diese Position in deiner restorativen Sequenz gerne mit. So hat der Körper sie abgespeichert und erfahren und kann daher jederzeit darauf zurückgreifen.

- Variiere die Position gerne mit einer Hüftöffnung, so wie im zweiten Bild. Dann hast du zusätzlich die Arme frei, um sie mit auf den Kopf zu legen und somit den Druck noch sanft zu erhöhen. Spüre und nimm wahr, welche Position sich wie anfühlt und welche für dich stimmiger ist.

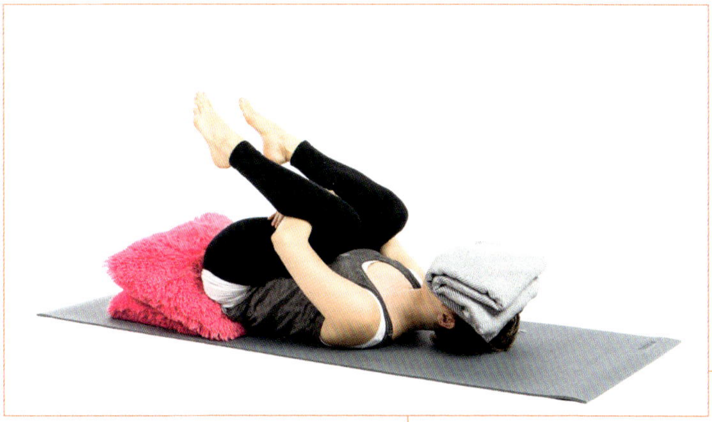

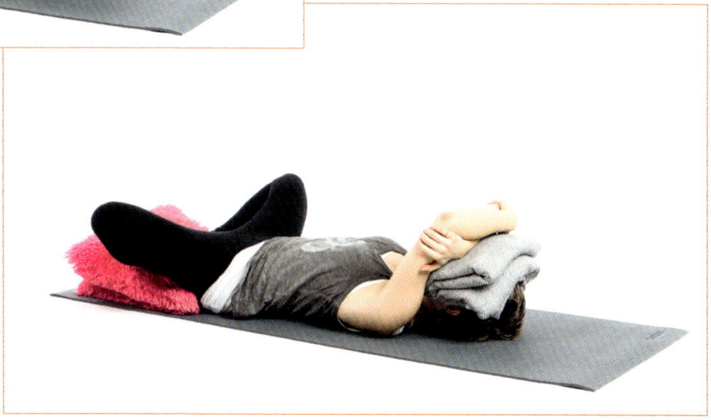

Übungsbeschreibung:

- Aus dem kleinen Schulterstand kommend ziehst du die Beine Richtung Brustkorb und nimmst sie in deine Arme. Lege dir vorher ein Päckchen aus einer gefalteten Decke oder einem Handtuch auf die Stirn und über die Augen. Spüre hinein, wie sich dieser Druck auf dem Kopf für dich anfühlt, und konzentriere dich auf eine gleichmäßige ruhige Atmung.

Die Endentspannung – Shavasana

Hier darf der ganze Körper loslassen und sich tief entspannen. Die klassische Position für die Endentspannung bringt den Körper in die Symmetrie, was sich automatisch beruhigend auf das gesamte System auswirkt. Die Erde trägt dich und du darfst dich mit jedem Ausatmen noch schwerer sinken lassen.

Übungsbeschreibung:

- Lege dich bequem auf den Rücken mit Kissen unter den Knien. Öffne Beine und Arme so weit, wie es sich stimmig für dich anfühlt. Lasse den ganzen Körper schwer in die Matte sinken und lasse mit jedem Atemzug noch mehr los. Sage dir mit dem Einatmen: „LOS“

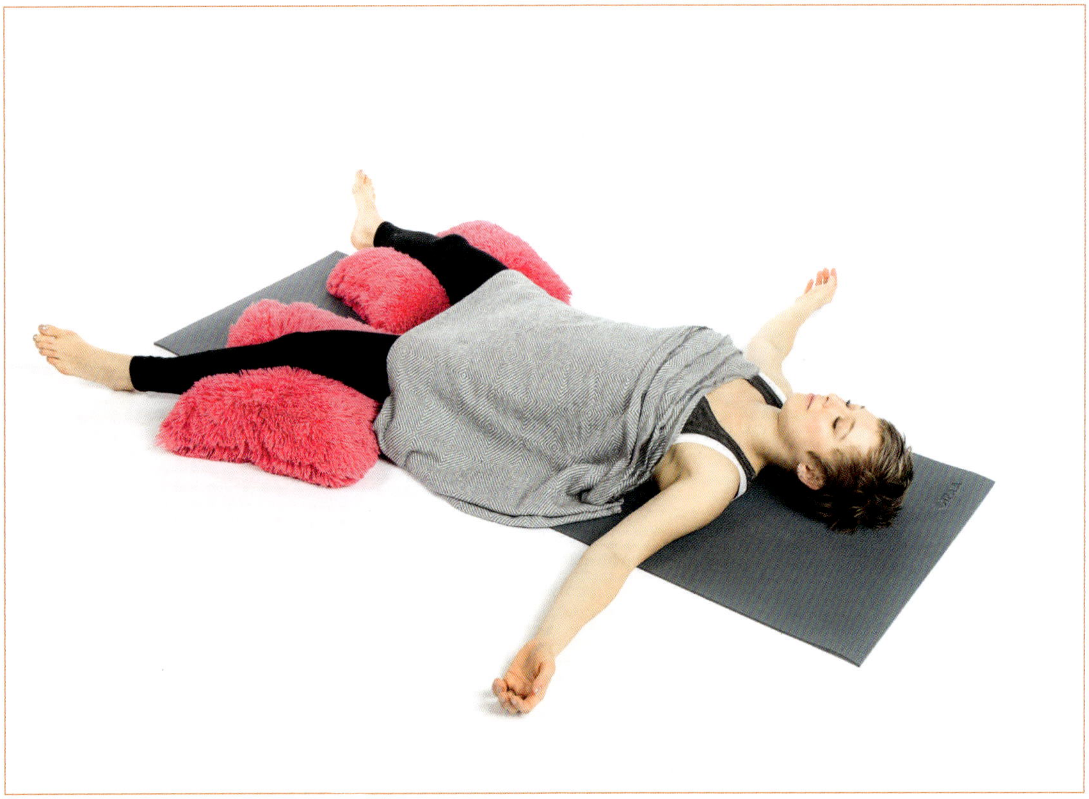

und mit Ausatmen: „LASSEN“. Wiederhole das innerlich mit jedem Atemzug. Das hilft deinem Geist, sich zu bündeln und leichter in den meditativen Raum einzutauchen.
- Bleibe hier für mindestens 8–10 Minuten, gerne auch länger.

Abschlussposition

Finde nach deiner ausgiebigen Entspannung langsam zurück in einen aufrechten Sitz. Dafür ziehst du im Liegen ein Knie zu dir heran, rollst zunächst den Kopf ein und kommst über die Bauchkraft mit runder Wirbelsäule zum Sitzen.

Übungsbeschreibung:

- Finde einen für dich bequemen Schneidersitz. Lege die Hände übereinander auf dein Herz und fühle bewusst nach. Schließe deine Yogapraxis mit einem für dich stimmigen Ritual ab. Vielleicht, indem du dir selbst und deinem Körper dankst für diese Yogapraxis. Lasse hierbei das hochschwingende Gefühl von Dankbarkeit in dir groß werden.

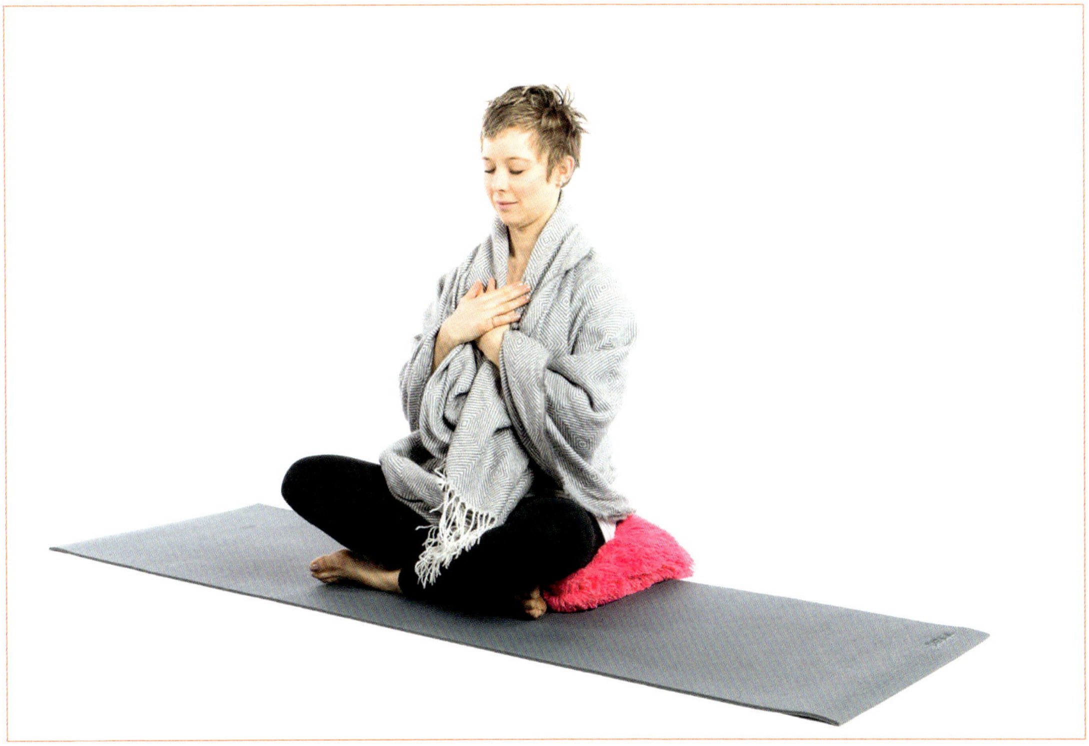

Literaturverzeichnis

Anodea, J. (2004). *Easten Body – Western Mind. Psychology and the Chakra System as a Path to the Self.* Berkeley, California: Celestia Arts Verlag.

Bandelow, B., Lichte, T., Rudolf, S., Wiltink, J., & Beutel, M. E. (2014). *Diagnostik und Therapieempfehlungen bei Angststörungen.* Deutsches Ärzteblatt (111), S. 27f.

Baumgart S., Müller-Oerlinghausen, B., Schandera, C. F. G. (2011). *Wirksamkeit der Massagetherapie bei Depression und Angsterkrankungen sowie bei Depressivität und Angst als Komorbidität. – Eine systematische Übersicht kontrollierter Studien.* Phys. Med. Rehab. Kuror 21:167-182.

Bays, J. C. (2017). *Achtsamkeit on the go.* Oberstorf: Windpferd.

Berman KF, Illowsky BP, Weinberger DR. (1988). *Physiological Dysfunction of Dorsolateral Prefrontal Cortex in Schizophrenia: IV.* Further Evidence for Regional and Behavioral Specificity. Arch Gen Psychiatry.;45(7):616–622. doi:10.1001/archpsyc.1988.01800310020002.

Brottrager, Irmgard, Dipl. Ing. *Bioelektrische Energieuellen.* Abgerufen 2019 von (https://www.everyday-feng-shui.de/bioelektrische-energiequellen.)

Brown, R., & Gerbarg, P. (8. 2009). *Yoga Breathing, Meditation, and Longevity.* Annals of the New York Academy of Sciences, 1172, S. 54-62.

Burang, Th., *Tibetische Heilkunde*, Origo Verl., Zürich, S. 33-34.

Carmichael, Kelly (2018). *Ishvara Pranidhana. Finding the Wisdom to Accept Our Path in Life.* Abgerufen von https://www.kellycarmichaelyoga.com/blog/ishvara-pranidhana-finding-the-wisdom-to-accept-our-path-in-life.

Carrasco, B. F. (14.9.2017). *Was Yoga mit deiner Psyche zu tun hat.* Abgerufen 3.2019 von https://www.yogaeasy.de/artikel/yoga-und-psychosomatik.

Crittin, J.-P. (2018). *Ayurvedische Psychologie* (4 Ausg.). Oberstdorf: Windpferd.

Damasio, A. R. (1997) *Decartes Irrtum. Fühlen, Denken und das menschliche Gehirn.* DTV München.

Daubenmier, J. (6.2005). *The Relationship of Yoga, Body Awareness, and Body Responsiveness to Slef-Objectification and Disordered Eating.* Psychology of Women Quarterly, S. 202-219.

Der Spiegel (1953). *Das elektrische Wesen Mensch.* Abgerufen 2018 von http://www.spiegel.de/spiegel/print/d-25655946.html.

Deutsche Gesellschaft für Psychiatrie und Psychotherapie, P. u. (2014). *Angststörungen: neue Leitlinie definiert Behandlungsstandards.* Berlin: DGPPN.

Deutsches Institut für Medizinische Dokumentation und Information (DIMDI), (2019). *Systematisches Verzeichnis. Internationale statistische Klassifikation der Krankheiten und verwandter Gesundheitsprobleme, 10. Revision. German Modification.* Abgerufen von http://www.icd-code.de/icd/code.html.

Deutsches Institut für Medizinische Dokumentation und Information (DIMDI), (2019). *Neurotische Belastungs- und somatoforme Störungen (F40-F48).* Abgerufen von https://www.dimdi.de/static/de/klassifikationen/icd/icd-10-gm/kode-suche/htmlgm2019/block-f40-f48.html.

Deutscher Verlag für Gesundheitsinformation. *Das Nervensystem – Funktionsweise, Aufgaben und Erkrankungen.* Abgerufen 2018 von https://www.leading-medicine-guide.de/Medizinische-Fachartikel/Das-Nervensystem-Funktionsweise-Aufgaben-und-Erkrankungen.

Encyclopedia Britannica (2019). *Atman.* Abgerufen 2019 von https://www.britannica.com/topic/atman. Ebenda: *alignment, awareness, blood, brahman, character, chi, concious, conciousness, dharana, dhyana, enlightenment, epiphany, identity, identification, lymph, metabolism, mind, mindfullness, nervous system, prana, pranayama, pratyahara, psyche, soul, yoga.*

Forbes, B. (2011). *Yoga for emotional Balance.* Boulder: Shambhala.

Frank, P. A. (2017). *Das kleine Meditationsbuch für alle, die nicht meditieren können.* München: Goldmann.

Gekle, M., Wischmeyer, E., Gründer, S., Petersen, M., Schwab, A. (2010). *Taschenlehrbuch Physiologie,* Thieme, Stuttgart.

Georgieva, Nadezhda (2018). *Ausrichtung in der Yoga Asana.* Synergia-Verlag.

Guimberteau, Jean-Claude, Armstrong, Collin (2016). *Faszien: Architektur des menschlichen Fasziengewebes.* KVM Der Medizinverlag.

Guru Rattana, ph.D. (2014). *Your Life is in Your Chakras.* Sunbury USA: Yoga Technology Verlag.

Healthcare Medicine Institute (2014). *CT Scans Reveal Acupuncture Points.* Abgerufen 2019 von http://www.healthcmi.com/Acupuncture-Continuing-Education-News/1230-new-ct-scans-reveal-acupuncture-points.

Hollersen, Wiebke (2016). *Warum Musik unserem Gehirn so guttut.* Abgerufen 3.2019 von https://www.welt.de/gesundheit/psychologie/article153754027/Warum-Musik-unserem-Gehirn-so-guttut.html.

Horsch-Ihle, E. (2018). *Yoga hilft bei psychischen Problemen.* Petersberg: Via Nova.

Hüter-Becker, A., Dölken, M. (2010). *Physiotherapie in der Neurologie.* Thieme, Stuttgart.

Hüther, Gerald, Prof. Dr. (2015). *Biologie der Angst.* Wie aus Stress Gefühle werden. Vandenhoeck und Ruprecht.

Iden, R. (30.8.2017). *Yoga gegen Panikattacken.* Abgerufen am 11.2018 von https://www.asanayoga.de/blog/yoga-gegen-panikattacken/.

Imbery, C. (9 2012). *Masterarbeit Physiologische und psychologische Reaktionen auf Klang und Vibration am Beispiel von Klangschalen.* (M. H. Audiologie, Hrsg.) Carl von Ossietzky Universität Oldenburg.

Kramer, Rolf Ulrich (2019). *Himmelhoch jauchzend, zu Tode betrübt. Das weltbeste Buch zur Stufenleiter der Emotionen.* Grafenau: Osiris.

Kramer, Rolf Ulrich (2015). *Lebenserfolg! Vision und Organisation für Leben, Familie, Unternehmen Zukunft.* Jentschura.

Kramer, Rolf Ulrich (2008). *MindWalking – Unbelastet in die Zukunft.* Jentschura.

Krames, P. H. (2017). *Das Vata Syndrom.* Kulmbach: ML Verlag.

Kriyananda, Swami (2008). *The Essence of the Bhagavad Gita: Explained by Paramhansa Yogananda, as Remembered by His Disciple, Swami Kriyananda.* Crystal Clarity Publ.

Kriyananda, Swami, (2010). *The New Path: My Life with Paramhansa Yogananda.* Crystal Clarity Publ.

Kriyananda, Swami (2011). *On Ananda Yoga. A discussion with Ananda leaders.*

Kriyananda, Swami (2011). *The Art and Science of Raja Yoga: A Guide To Self-Realization.* Crystal Clear Publ.

Lally, P., Van Jaarsveld, C. H., & Wardle, J. (2010). *How are Habits formed: Modelling Habit Formation in the Real World.* European Journal of Social Psychology,40, S. 998–1009.

Long, Ray (2014). *Yoga-Anatomie 3D: Hüftöffner und Vorbeugen.* Riva.

Long, Ray (2014). *Yoga-Anatomie 3D: Rückbeugen und Drehhaltungen.* Riva.

Long, Ray (2014). *Yoga-Anatomie 3D: Vinyasa Flow und Standhaltungen.* Riva.

Lucke, Sarah (2016). *Alignement in Asanas: 7 Bereiche auf die du beim Yoga achtgeben musst.* Abgerufen 2019 von https://om-site.com/alignment-asanas/.

Nutrimmun GmbH. *Darm-Hirn-Achse.* https://nutrimmun.de/de/anwendungsbereiche/darm-hirn-achse-stress/.

Masunaga, Shizuto. (2000). *Meridian Dehnübungen.* Felicitas Hübner Verlag.

Morschitzky, D. H. (kein Datum). *Panikstörung – Die Angst aus heiterem Himmel.* Abgerufen von https://panikattacken.at/panikattacken/panikattacken.html.

Myss, C., & Norman Shealy, M. C. (1998). *The Creation of Health. The Emotional, Psychological, and Spiritual Responses that promote Health and Healing.* Penguin Random House.

Müller-Oerlinghausen, Bruno. *Psychische Effekte von Massagen.* Abgerufen 2.2019 von https://www.bruno-mueller-oerlinghausen.de/Psychische_Effekte_von_Massagen_final.pdf.

Myers, Thomas W. (2010). *Anatomy Trains: Myofasziale Leitbahnen (für Manual- und Bewegungstherapeuten).* Urban & Fischer Verlag.

Nonnenmacher, Dr. med. (2019). *Lymphe.* Abgerufen 2019 von https://medlexi.de/Lymphe#Funktion_.26_Aufgaben.

Nonnenmacher, Dr. med. (2018). *Stoffwechsel.* Abgerufen 2019 von https://gesundpedia.de/Stoffwechsel.

Pereira, C. (4.2016). *A comparative study of frequencies of a Buddhist mantra – Om Mani Padme Hum and a Hindu mantra – Om Namah Shivaya.* International Journal of Innovative Science, Engineering & Technology, 3 (4), S. 325-329.

Pschyrembel, Willibald (2017). Pschyrembel Klinisches Wörterbuch. De Gruyter; Auflage: 267. Nachgeschlagen: *Agonist, Antagonist, Atemwege, Atmung, Blut, Faszie, Gehirn, Gelenk, Hormone, Lymphe, Metabolismus, Neurotransmitter, Nervensystem, Orthosympathikus, Parasympathikus, Regeneration, Schlaf, Stoffwechsel, Zellstoffwechsel, Zentrales Nervensystem.*

Särkämö, T., Tervaniemi, M., Laitinen, S., Numminen, A., Kurki, M., Johnson, J. K., & Rantanen, P. (2014). *Cognitive, emotional and social benefits of regular musical activities in early dementia: Randomized controlled study.* Gerontologist, 54(4), 634-650. https://doi.org/10.1093/geront/gnt100.

Sena, Srikanta (2015). *Kompendium des Ayurveda-Klassikers: Caraka-Samhita.* Vasati Verlag, 4. Auflage.

Simply Science (2017). *Die Beziehung zwischen Darm und Gehirn.* Abgerufen 2019 von https://www.simplyscience.ch/teens-liesnach-archiv/articles/die-beziehung-zwischen-darm-und-gehirn.html.

Schleip, Robert (2018). *Faszien-Fitness – erweiterte und überarbeitete Ausgabe: Vital, elastisch, dynamisch in Alltag und Sport.* Riva.

Sivananda, Swami (2007). *Jnana Yoga.* Divine Life Society.

Sternberg, M. E. (2001). *The Balance Within.* New York: Freeman.

Streeter, C., & et al, (4.2007). *Yoga Asana Sessiona Increase Brain GABA Levels: A Pilot Study.* Journal of Alternative and Complementary Medicine, 13 (4), S. 419-426.

Wagner, Karo. (2018). *Yoga gegen dunkle Tage.* Stuttgart: Trias.

Wilson, V., & Peper, E. (9.2004). *The Effect of Upright and Slumped Postures on the Recall of Positive and Negative Thoughts.* Applied Psycophysiology and Biofeedback, 3 (29), S. 189-195.

Wolff, C., & Starck, A. (2018). *Heilen mit Yoga.* Stuttgart: Trias.

Wolke, Maria (2017). *Resilient durch Yoga. Psychische Störungen umfassend behandeln.* Paderborn: Junfermann.

Yogananda, Paramhansa (2005). *Autobiography of a Yogi: The Original 1946 Edition plus Bonus Material.* 2nd edition, Crystal Clarity Publ.

Yoga Journal. Diverse Artikel *Affirmation, Alignement, Asana, Awareness, Centeredness, Characterization of Asanas, Effects of Asanas, Function of Asanas, Self Awareness, Type of Asanas.* Abgerufen 2019 von https://www.yogajournal.com.

Zitate AG GmbH. *Zitat von Michelangelo.* Abgerufen 2019 von https://www.zitate.eu/author/michelangelo/zitate/284223.

Danksagung

Liebe Karo, danke für dein unerschütterliches Vertrauen, deine strukturierte Projektleitung und deine mitreißende Yogapraxis!

Danke auch Herrn Martin Büttner vom Verlag Via Nova für seine Geduld und Hilfsbereitschaft.

Viele liebe Menschen haben dieses Buch aktiv mitgestaltet oder mit Kaffee betankt.

Ich bin besonders froh über die konstante fachliche und emotionale Unterstützung von Dipl.-Psych. Rolf-Ulrich Kramer, dessen Werke und Expertise derer ich mich großzügig bedienen durfte.

Für ihre medizinische und vitalenergetische Fachkenntnis und mein tiefes Verständnis für Lebendiges bedanke ich mich unendlich bei Dr. Angelika Westen.

Dem Balance Yoga in Mainz danke ich für die fundierte Ausbildung und freundliche Atmosphäre.

Danke für Kaffee, Espresso, Cappuccino und offene Ohren: Joana, Chris Cartano, Tommy und Fischis, Steffi, Tschorr, Ellie, Muffin, Ponja, Julia, Svem, Awe und Ulk.

Weitere Bücher aus dem Verlag Via Nova:

Mental Yin Yoga

Ein neues Körper- und Geistbewusstsein

Karo Wagner/Tasja Walther

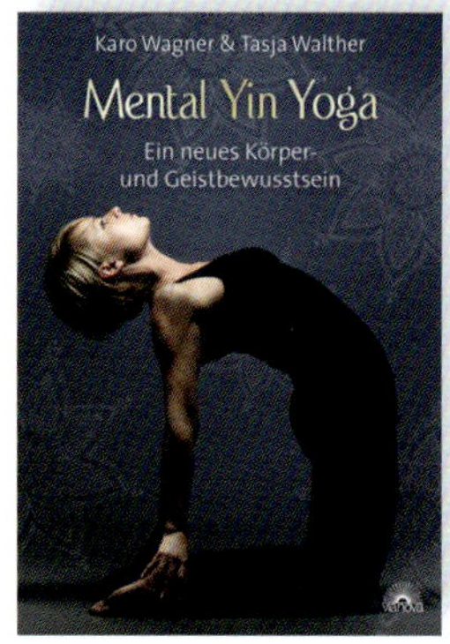

Klappenbroschur, 176 Seiten, 291 farbige Fotos, ISBN 978-3-86616-324-9

Dieser neue, innovative Yoga-Stil eröffnet vielen Menschen eine wirksame Möglichkeit, die wunderbaren Wirkungen des Yoga in tiefer und umfassender Weise zu erfahren. Diese sanfte Methode kombiniert in idealer Weise moderne Meditations- und Mentaltechniken sowie körperliches und geistiges Training, mit denen der Übende schnell lernt, ohne muskuläre Anspannung innere Blockaden aufzulösen. Dieses Lehrbuch des Mental Yin Yoga führt nicht nur ein in diesen neuen Yoga-Weg, sondern vermittelt auch die Zusammenhänge und Hintergründe des Yin Yogas. Die Verbindung mit den 5 Elementen, der Meridiane (TCM), deren Verlauf und Zuordnungen zu den Asanas sowie der Chakrenlehre werden ausführlich dargestellt. Detailliert und übersichtlich werden die Positionen, ihre Variationen und Alternativen sowie die Übungssequenzen erklärt, die Körper und Geist nachhaltig ansprechen. Entdecken Sie den Yoga einer neuen Generation!

Gelassen leben mit Hochsensibilität

Selbstbewusst abgrenzen im Alltag, Zeit für mehr innere Ruhe

Sylvia Harke

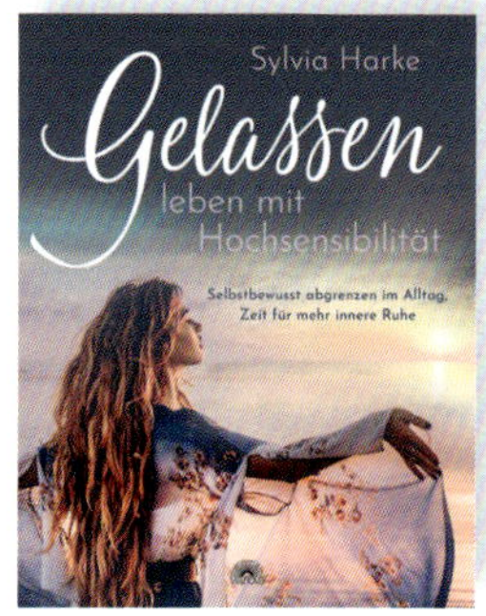

Klappenbroschur, 144 Seiten, ISBN 978-3-86616-468-0

Durch mangelnde Selbstannahme, hohe berufliche und familiäre Anforderungen verlieren viele Hochsensible leicht die eigenen Bedürfnisse aus den Augen. Mit diesem Praxisbuch erhalten hochsensible, hochsensitive und empathische Menschen eine Fülle von praktischen Übungen und heilsamen Ritualen, die ihnen helfen, ihren eigenen Standpunkt im Leben zu finden. Die Bestsellerautorin und Psychologin Sylvia Harke vermittelt praxiserprobte Methoden, um das Selbstvertrauen und die Ich-Kraft zu stärken. Die Leser lernen, mit Stress besser umzugehen, sich abzugrenzen und die eigene Feinfühligkeit als wertvolles Talent zu entdecken. Ein großartiges, mit Liebe gestaltetes, Selbsthilfebuch, das als kreativer Alltagsbegleiter allen feinfühligen Wesen den Weg in ein selbstbestimmtes und befreites Leben bereiten kann.

Präsent in der Stille

Wie der Körper Bewusstsein und Liebe vereint

Charles Ridley

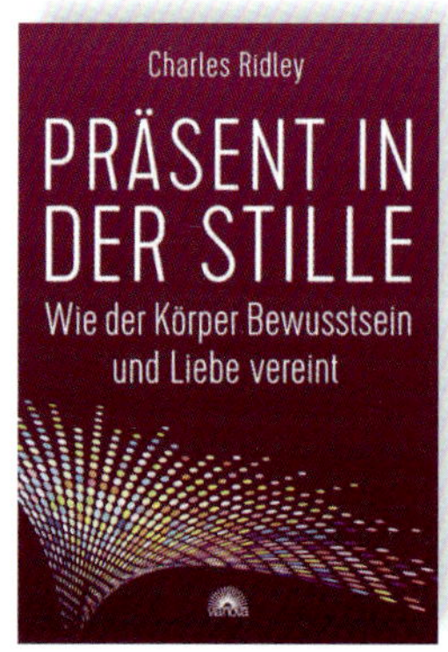

Klappenbroschur, 352 Seiten, ISBN 978-3-86616-462-8

Mit seinem Ansatz der Dynamic Stillness öffnet Charles Ridley eine neue Tür in der biodynamisch-craniosacralen Arbeit. Dieser Zugang ist nicht mechanisch und nicht medizinisch, sondern stellt eine neutrale, aufmerksame Haltung ins Zentrum. In der präsenten Stille verbinden sich Practitioner und Klient mit dem allumfassenden Atem des Lebens, der Veränderung und Heilung bringt. Der Stillness Touch ist wie ein Geschenk der Liebe, das direkt aus dem Herzfeld kommt und weitergegeben wird. Leicht verständlich führt Charles Ridley in die verschiedenen Ansätze der craniosacralen Arbeit ein – in ihre Anforderungen und ihre Fallstricke. Anhand vieler bewährter Übungen aus seiner Praxis erfahren Sie direkt dieses Körperbewusstsein, das jeden von uns mit dem Atem des Lebens verbindet.